脳の中の過程

解剖の眼

養老孟司

講談社学術文庫

目次

Ⅰ　神経

Ⅱ　解剖

Ⅲ　時間

Ⅳ　博物

Ⅴ　綺想

脳の中の過程

解剖の眼

I

神経

脳の法則性と「真実」

実体としての脳——どこまでが脳か

脳は、具体的には、次のようにして頭蓋から取り出す。

まず、耳から耳へわたって皮膚に割を入れる。ついで皮膚を裏返し、前後に折り返す。そうすると、頭蓋冠が露出する。頭蓋冠とは、要するに、脳を上から覆う骨である。耳の上あたりで、露出した頭蓋の周囲をめぐって骨を切る。周囲を完全に切ると、頭蓋冠がお椀状に切り取られる。さらに硬膜を破れば、脳が露出する。

ここまでは、脳の手術でも基本は同じである。

脳と頭蓋底の間に前方からメスを入れながら、脳神経すなわち脳から出る末梢神経を、根のところで順次切る。十二対の脳神経のほかに、血管、髄膜など、脳を取り出すのに邪魔な部分をすべて切ると、最後に脳は脊髄と連結するだけになる。そこで、脳と脊髄を延髄の最下部で切り離せば、脳は完全に分離する。したがって、それを頭蓋腔から取り出すことができる。

ここまでの作業を、解剖学では「脳出し」と言う。もちろん、死体以外について「脳出し」をしてはならない。取り出した脳は、ホルマリンなどの薬品に直接浸して、保存することになる。

解剖学的常識では、このようにして取り出したものが脳である。たとえば、東京大学医学部の標本室には、こうした脳を多く保存する。その中には、夏目漱石、横山大観、浜口雄幸といった名も見える。

「脳出し」で取り出された脳には、たしかに実体感がある。しかし、その強い具体性が同時に誤解を生む。

この取り出された実体こそ、脳である。脳は、やわらかそうな、丸みを帯びた、灰色の器官であり、頭の中あるいは頭蓋腔に位置する。そう考えるようになる。

しかし、「脳出し」作業できわめて大切な点は、脊髄と脳を切り離すことである。脳と脊髄を合わせて、中枢神経系と言い、両者は元来不可分である。さらに、「脳出し」された脳では、脳神経はすべて切られ、脊髄神経もまた、当然のことながら、脊髄とともに脳から切り離されている。一般に「脳」と言うとき、中枢神経系に言及していることが多いのだが、取り出された脳の具体性は、いつのまにか脊髄をふり落とし、中枢神経系に対応すべき末梢神経系もまた、ふり落とす。

逆に、「脳出し」作業をすると、脳と、脳以外の部分との連結が、よくわかる。この作業では、その連結を、いちいち意識的に切断しなくてはならないからである。連結部分は小さいといえば、小さい。しかしそれは、ヒトの脳が、きわめて大きいためである。ヒトの場合、脳が大きくなりすぎるので、それにくらべて、連結部が見劣りする。

オオサンショウウオは、現生の両生類では、世界最大である。この動物は、見た目はたいへん立派で、頭も大きい。しかし、脳はきわめて小さい。ドンブリほどの径の頭の中に、タバコほどの太さもない脳が入っている。したがって、脳から脊髄への移行は、きわめて滑らかである。この動物では、脳は脊髄の終点みたいなものであって、われわれが脳と言うときに考えるほど、立派なものではない。こういう動物では、脳の自己主張は、ヒトのようには強くない。したがって、脳は周囲の光景の中に、より素直にとけ込む。末梢神経は相対的に太く、ヒトの場合よりも重要そうに見える。

われわれの脳は、オオサンショウウオの持つような小さな脳が、進化の過程で次第に大きくなったものである。しかし、要するに大きくなっただけのことである。ヒトの脳が、そのたぐい稀なる大きさからして、いまでは一見、独立の存在を誇っているように見えるにしても、末梢から「脳出し」されてしまえば、どうにもならない無意味な存在であることに変わりはない。

「脳出しされた脳」とは、データの入力装置も、ディスプレイも、プリンターもない、放置された電子計算機に等しい。

脳とともに、神経ということばも常用される。これは、『解体新書』で創られた訳語で、日本語の用法では、脳の機能全体を指すこともある。神経衰弱、神経が参った等の表現は、そうした例であろう。

解剖学的な神経とは、神経細胞の細胞体から一本だけ出る、軸索という突起が、集合して中枢の外を走るものである。軸索は時にきわめて長く、たとえば、脊髄から出て、足の先に分布するものなら、約一メートルあることになる。こうした長い突起の先端は、運動性の神経であれば、筋肉に終わり、知覚性の神経であれば、体中のさまざまな場所で、特殊な終末装置を作るか、「自由端」として終わる。

どこまでが脳か、と考えるなら、こうして「脳出しされた脳」から末梢神経に至るまでの配線を含めて、機能上は脳に属すると考える他はない。末梢の配線を切り離した脳は、それを研究の材料とすることは可能であるが、本来の機能をほとんど失う。

ヒトの脳の拡大は、同時に、末梢と不釣合に、脳が増大することを意味する。それが、「思考」という、余分な機能を生むことになる。

われわれのことばで、「気」とか「腹」とか「心」とか言うときに、それらが脳に関連した機能を指すことは、はっきりしている。しかし、それに対応する脳は、かならずしも、エルキュール・ポワロの言う「灰色の脳細胞」だけではない。すべての末梢を含めた、全体としての神経系なのである。

物質と意識——並行関係

眼は、網膜という脳の一部を含んでいる。さらに、眼より背後の視覚系は、すべて脳に含まれる。網膜における知覚の最先端、神経回路からすれば最末端は、視細胞であり、これが光を受容する。視細胞は光子が当たると変化を起こし、回路の次の要素、双極細胞という神経細胞に、光が当たったという「情報」を伝達する。双極細胞は、つづいて同様の変化を起こし、そうした変化が中枢側へと順次伝達されていく。その結果、われわれは「光を見る」。

ここが、昔から、理科と文科のもめごとの種である。神経細胞が興奮する、抑制される。そのどこから、いったい意識が生まれるのか。意識の世界は、きわめて明瞭に、あるいは明瞭というも愚かなほど、神経細胞の化学的、あるいは電気的変化とは、異質ではないか。いかなる物理的、化学的、物質的現象を積み重ねたとしても、それで意識の発生、内容を、説明できるはずがない。

小林秀雄は、ときどきそうした趣旨のことを述べた。それはその通りである。科学がそれを説明する、あるいはしようとする、というところが、むしろ誤解である。

デカルトに限らず、意識や思考があることは、誰にもわかっている。物質界があることも、たいていの人は認知するであろう。したがって、自然科学が問題にするのは、「精神」現象と、物理・化学・生物学的現象の、「対応関係」である。片方から片方が、たとえ論理的・「科学的」には導かれないにしても、両者の「対応」は、観察できる。物質からなぜ意識を生じるかを問えば、それは一方の話だが、脳という実体と精神現象がどう対応するかは、また別の話である。

このような区別は、典型的に「自然科学的」と見なされている分野でも、はっきり意識されていないことがある。私は、なぜ胎児に手が生えてくるのか、その手が、なぜ特定の手という形になるのかについて、論理的あるいは「科学的」に因果関係を語ることは、正確にはできない。しかし、特定の時期にサリドマイドという化学物質を母親に与えれば、胎児の手が変形することを知っている。

この事実について、科学的因果関係が証明されていない、との主張がなされたことがある。しかし、その主張は、正しいと同時に、意味がない。将来の電算機の発達を予定しても、胎児に相当するほどの分子の集合体に、ある化学物質を加えて、その結果を「科学的」に論証できるという保証は、話が複雑に過ぎるために、ないに等しい。多くの人が、あるいは論理的・「科学的」因果関係と見なすことも、よく見てみれば、経験的あるいは統計的関連であり、並行ないし対応関係であることが多い。一方、だからといって、そうした関係に価値がない、あるいは証明力がない、とも言えない。

私が年齢を重ね、大脳皮質が薄くなれば、ボケる。皮質の厚さと、ボケの間には、関連性がある。それは、もちろん精神の質に関係している。それを疑うのは勝手だが、嘘だと思うなら、皮質を自分で削ってみればいいのである。

精神が物質的基盤の上に乗っているからといって、精神をおとしめる必要はない。しかし、その表現が気に入らぬなら、精神と物質が並行していると言えばよろしい。それは誰でも、日常認めることである。私に興味があるのは、その並行関係の詳細にほかならない。両者の因果関係ではない。

すでに述べたように、ヒトの脳は、動物の中ではむやみに大きい。意識の議論を、そこから始めるから、話がややこしくなる。物事の説明を一番面倒なものから始めるのも、一つのやり方ではあろうが、かならずしもうまいやり方とは言えまい。

意識の問題以前に、まず、物質界あるいは外界と、精神が並行することが、ある意味では当然であることに、注意すべきである。それは、脳の成り立ち、つまり進化を考えればわかる。たとえば、脳は知覚に関する部分を含むが、知覚は、外界とかかわるものである。脳は、知覚を介して、外界をその中に取り入れようとする、と言ってもいい。外界が頭の中に入っているから、われわれは家に帰ることができる。すなわち、外界とのなんらかの明確な対応関係を、われわれは、脳の中に持たなくてはならない。脳の知覚系の部分は、しかも、まさしくそうした対応関係の必要性によって、生じてきたものである。それによって生じたものに、それが生じて当然である。ネズミもまた、巣には帰る。

外界を取り込むという機能は、脳の本来の機能の一つである。取り込みが十分か、不十分かという議論は、やはり意味がない。十分にせよ、不十分にせよ、動物はともかく、それで生きていかねばならない。こうした取り込みの機能が、おそらく脳におけるアナロジーの発生基盤であろう。外界は、ともかく脳とは、直接にはあまり関係のないもので満ちている。外界の構造は、脳の構造とは、とりあえず縁もゆかりもない。したがって、それを取り込むために、脳は、きわめて強力なアナロジー機能を発達させざるを得ない。生物は、そのために、数億年以上の歳月をかけた。

幾何学と生理学――われわれの真実

ある部門では、われわれはすでに、脳の機能をきわめてよく知っていると考えていい。たとえば、数学である。自然科学者は、それを認めないかもしれない。証拠がない、というのであろう。しかし、何を証拠と考えるかが、いかに恣意的なものかは、科学の歴史を尋ねれば、すぐに知られる。証拠はすでに、山積しているのかもしれない。ただ、証拠を証拠と思わないだけのこと。文科系の学者もまた、脳などは俺の商売ではない、と主張するかもしれない。しかし、私は、数学をある種の脳の機能そのものだと考える。

視覚の生理学と、ユークリッド幾何学の公理的な部分の類似は、それを指している。幾何学では、直線を点の集合であると見なす。ヒューベルたちによる視覚の生理学は、視覚系におけるニューロンの直線状の受容野は、同心円状の受容野を持つ、複数の下位のニューロンからの入力で構成されることを示した。早い話が、そこでは、直線は点の集合なのである。

現実の世界では、数学でいう直線は存在しない。だから、そこではむしろフラクタルなのである。しかもなお、そうした直線を「考え」、それが「点」で構成されると規定する。それでよい、という確信をわれわれにもたらすものは、脳の機能である。ただしそれは、普通そう見なされるように、「脳がそのように考える」がゆえに、ではない。「脳がそのように機能している」がゆえに、である。脳では、たしかに「点が集合して直線になる」らしい。視覚の生理学が、それを語る。幾何学が、視覚系に主としてかかわる数学であることは、言うまでもない。

さらにたとえば、初歩の幾何学では、比例をあつかう。比例は、抽出された形には、大きさへの依存性が欠けることを教える。大きさが違っても、同じ形は同じ形である。

同様に、視覚にも、形に関する尺度依存性はない。ある物が網膜に映っているとき、網膜における像は、自分と物との距離が近付けば大きくなり、遠ざかれば小さくなる。もちろん視覚系は、そこで絶対的な大きさを問題にしてはならず、それらの像を「同じもの」として認識しなければならない。大きさが違ってくるごとに、違うものだと認識したのでは、目はものの役にはたたない。だから視覚は、むしろ比例関係を規定するような性質の方を、選択的に抽出する。こうした視覚の性質から、幾何学が生じた、と言ってもよいであろう。

視覚における、そうした尺度依存性の欠如を、目の不完全性と見なすことも、もちろんできる。その不完全性のために、大きさを知ろうとすれば、現実には、われわれは、モノサシを必要とするのである。

数学が厳密と思われるのは、それが脳のある種の法則性に、厳密に従うことを意味している。第一、外界に現実には存在しないものについて、それほど明晰に、正否を知り得るということ自体、それが明瞭な脳内過程であり、脳内過程でとりあえず無矛盾、すなわち脳の法則性に従っていることを示す。そこにはまた、われわれが脳内過程について、それを「意識」していること、その意識は、言語的にはおそらく、「真実」という言葉で表現されるものであること、が示されている。

たとえば、デカルトのコギトもまた、それをよく表現する。デカルトは脳内過程の存在については、これを疑えないものとした。つまり、われわれの「真実」に対する確信は、通常脳内過程についてのものであって、外界についてのものではないらしい。要するに、「私の脳ではこうなっている」と「真実」は主張するらしいのである。だから、それをいささか訂正するために開発された経験的手法が、自然科学、経験科学なのであろう。

もっとも、この話をして、納得する自然科学者は、なぜか少ない。説明も悪いらしい。しかし、その背後にあるのは、脳をいじって、それを証明してみせろ、という実証主義であろう。そこではおそらく、こんな主張がなされている。「精神の出来事を、物質で示せ」。こうした主張は、自然科学が精神を扱おうとしたとき、「物質から精神が説明できるはずがない」、と古典的な反論がなされたことの、裏返しにすぎない。対応関係は、じつは証明ではない。そうなっている、ということを示すだけである。遺伝子では、三塩基からなるコードが、一個のアミノ酸を指定するが、それは証明ではない。そうなっているという事実を、どこまでも積み重ねるにすぎない。だから、違うコードが、やがて見付かる。証明のためには、それぞれのコードの必然性を言わなくてはならない。それは、コードの発見とは、まったくべつの物語になる。

数学を、脳内過程に関するアナロジー、と表現してもよいであろう。それを、脳の中に、ただ置いたままにしておくこともできる。しかし、記号と言葉で外に表現するのは、いくつかの脳で、同じアナロジーを検討できるからであろう。他人の考えた数学が理解できる、ということは、背後に何か、同じような脳の構造を持っている、ということである。もしそれを持たなければ、やはり理解は不可能であるに違いない。だから、数学は、いくらか面倒になってくると、すぐに理解する人が減るのである。

反射とアナロジー

熱いものに触れると、「アチッ」と言って、手を引っこめる。これを反射と言う。熱いという知覚から、ただちに「アチッ」および「手を引く」という運動につながる。この状態から、「心頭を滅却すれば、火もまた涼し」までには、かなり進化的な時間が経過している。この心頭は、むろん脳である。脳を経過する間に、運動系への出力が抑えられる。恵林寺の山門が燃えているので、知覚からは、どんどん刺激がはいってくるはずだが、これが心頭のどこかに「消えて」しまう。すなわち、脳が知覚系と運動系の間に介在して、反射を妨害している。反射弓は、もっとも簡単な場合、知覚側の最末端のニューロンと、運動側のやはり最末端のニューロンとが、直接連結するものである。だから「話が早い」。ともかくここでは、知覚側から入ったものが、ただちに運動側に出ていく。心頭はこの間に介在する。言いかえれば脳は、知覚系と運動系の間に、余剰のニューロンが溜ってできたらしい。

初めは、この余分は、かならずしも余分ではなく、きわめて必要なものだったかもしれない。かなり「下等」な生物でも、脳らしいものはあるから、脳があることは、それがない場合よりも、得があったのであろう。しかし、「余剰としての脳」は、ヒトに至って、最高度となる。ヒトの脳は、たとえば本来の目的の一つだった、火災に遭ったら逃げるという反応を、妨害する程度まで、大きくなることになった。そのような脳で起こる基本的機能を、私はアナロジーだと考えている。

反射には、もともと明確な意味がある。生物は、与えられた条件で、先祖伝来の反射によって行動していれば、それでも済む。しかし、ヒトになると、反射的行動は、逆に抑制されるのをよしとするまでに至る。女と見たらまっすぐに追い掛け、食物と見たらアッという間に口に入れるようでは、なかなか人間は務まらなくなってしまった。

余剰の生じた脳では、もともと存在した回路に、接続あるいは並列して、類似の回路が、ふたたび形成することになろう。なぜなら、新しく増えた部分も、要は建て増しであって、まったくの新素材を使っているわけではないからである。似たようなものを作って、数を多くしておくと、そこにはいろいろな機能が、やがて割り当てられるかもしれない。しかしそれは、もともとあったような物を、さらに繰り返して作るようなことに、なるはずである。そこでは、さらに、並列関係が、きわめて頻繁に生じるであろう。

そうした並列のうち、古くからあった回路は、生存のために必要な、いわば反射に見るような、特定の必然性を持つものだったであろう。しかし、新たに接続あるいは並列されたものには、そうした必然性は、かならずしもない。したがって、そこに、既設のものに対するある類似、すなわち、アナロジーを発生させる余地が生じる。それには、生存上の必然性はない。したがってこの機能から、いわゆる象徴のすべて、言語、芸術、科学が発生することになる。

アナロジーが右のようなものであることから、アナロジーの欠点が同時に生じる。脳内過程が確かにあるからといって、反射の場合とは違って、それが現実に適合しているという保証は何もない。たとえば、地上の出来事と、天界の出来事との間に、われわれは並行関係を発見する。それがまともに吟味されれば、暦を創り、天文学を生じる。しかし、そこでアナロジーのみが独走すれば、占星術となる。

天文学と占星術とは、やがて分離するが、それをより分ける基準となるものは、脳の機能ではない。現実との対応関係である。現実との対応関係は、アナロジーそのものからは吟味できない。こうして、まず意識的にアナロジーを排除することによって、自然科学が成立することになる。したがって、伝統的に、自然科学者はアナロジーを嫌う。「証明」を要求するのである。

しかし、他方、アナロジーの機能がなければ、科学そのものが成立しなかったはずである。実験と仮説は、不可分の関係にあるが、それが意味しているのは、当たり前だが、このことである。

自然科学がアナロジーを嫌うのは、それがまさしく自然科学の立脚点だからである。アナロジーの部分は、ヒトの持つ象徴能力として、いかなる学問にも成り得る。ただ、いったん脳内で成立したアナロジーを留保し、そこからは一切のアナロジーを、むしろ禁じて進めば、自然科学を得る。それが、自然科学を成立させるために必要であり、かつ経験的に知られた方法だった。その意味で、自然科学は、むしろ自由な思索の結果ではない。アナロジーに関して、より禁欲的に脳を機能させることによって、進められたものである。

将来の自然科学、あるいは学問が取り得る形は、そう思えば、はっきりしている。すべては、所詮、脳の機能と関連せざるを得ない。片目は脳を眺め、もう一方の目が、具体的な諸分野を眺めることになろう。もっとも、無意識には、すでに初めからそうはなっていた。最後の問題はつねに「真実」であるか否かである以上、それは脳に判定を求めることだったからである。

ヒトの精神活動の博物学

構造の分類

「構造というものをどう考えるか」

という問題に、私は興味があった。専攻が解剖学だからである。

しかし、それは構造の定義、つまり、

「構造とはいかなるものか」

という問題とは違う。むしろ、

「ヒトは構造をどう考えているか、どう考えてきたか」

というものである。

これなら「構造とは何か」の裏返しだから、ヒトの「物の見方」、「考え方」が対象になる。

たとえば、構造汚職という言葉がある。この表現の前提は、構造、つまり社会機構は、とりあえず複雑で動かし難く、そこで働く生理の必然の結果として汚職を生じる、ということであろう。新聞ではそうした機構に「メスを入れる」というが、これでは社会機構はまさしく人体になってしまう。

構造のこうした見方を私は「機械論」と呼ぶ。そこにはある種の論理的必然が前提されており、構造はまさしく一種の「機械」として働く。

「構造の見方」にはある特定の種類があり、それは数え上げれば四つだ、という考えを、私は何度か述べたことがある。その四つとは「機械論」、「機能論」、「個体発生」、「系統発生」である。

「機械論」は、数学・物理・化学を用いた生物学であり、その中では、はっきりした前提があって、議論はそこから、自動的かつ正確に導かれる。前提がある限り、それ以外の結論になることはない。「構造汚職」の印象を思い浮かべて下さればよい。「機能論」は、「何のためか」というものであり、これは皆様とうにご存知の通りである。「目的論」と言ってもいい。「機能」には、前提として、その機能の目的がつねに含まれている。

「個体発生」は、卵が育って親になるまでの変化であり、「系統発生」は、個体発生が繰り返すうちに、その繰り返しの過程自体が次第に変化するもの、つまり進化である。

生物の構造について、その意味を説明する立場は、いまのところこのくらいしかない、というのが私の結論である。

この分類には何か理屈があるわけではない。ただ、解剖学者として人体構造を扱うのが私の商売であり、その扱い方をまとめられないか、と考えたのである。学者が、構造について具体的に考えてきたことを、その人たちの「見方」という面からまとめたらこうなるのではないか、と思ったにすぎない。

構造の見方

科学はしばしば「意味」を問わない。それは私も知っている。しかし、この国では、いかなる研究でも、どこかで「その研究の意味は何か」、を研究者なら尋ねるであろうし、あるいは他人から尋ねられるのではなかろうか。

最近私は、東京大学出版会から出ている『UP』という小冊子で、京極純一氏の「『役に立つ』という話」を読んだ。これは、早い話が、右のような問いについての法学者の議論である。内容は短いものだが、これを読んで私は驚いた。なぜなら「構造の見方」は、じつは「学問の見方」でもあるらしい、と気づいたからである。

京極氏の論旨だが、とにかく氏は、研究について、「『何のために役に立つのか』、そう問うのが、健全な現代人の常識である」と述べる。

もちろん、これが本当に氏が想っておられることなのか、法律の条文と同じで、「解釈せよとおっしゃるなら、如何ようにも解釈致します」という、法律家特有の技術をもって読むべき文章であるのかは別として、「健全な現代人」

によるこうした研究の見方そのものは、まさしく私の言う「機能論」ではないか。

京極氏は文科系の学問を論じておられるため、「機械論」については、それを表面に出されていない。しかし、氏が、「何のために役に立つのか」を「制度的に」問う、と表現されるときに、私は反射的に構造汚職を想起した。

社会科学は、数学・物理・化学のような、いわゆる「論理的必然」には乏しいかもしれない。しかし、「制度的」という表現にはおそらく、構造を変えなくては変えようがない状況、すなわち、一種の論理的必然を構成せしめるものとしての制度、が前提されているであろうから、ここには機械論が混入しているのではないか。

さらに京極氏は、

「文科系の人文、社会の学問の場合、『知って何になる』という問いに対しては、ある目的に向かって『何のために』と実用性を説明する答えと並んで、『何から始まって』と源泉から説明する答えが成立つ」

と言う。

これはまさしく、私の言う「個体発生」と「系統発生」である。人文科学では、系統発生はすなわち「歴史」である、と私は思っていた。「個体発生」が何に相当するかは、分野によって違うであろう。たとえば、歴史における伝記は、いわば個体発生であろう。いずれにしても、類似した過程が時間的に繰り返されるとき、その面から物を考えることは、個体発生なのである。

意味の追求

こうして見ると、「構造の解釈」あるいは「意味」は、つまるところ、人間が対象を解釈するやり方に他ならない、ということになる。これらの解釈は、各自互いに独立であって、同じ対象を違うやり方で解釈可能である。

ところで、私が次に覚えた疑問は、

「なぜ解釈が必要か」

というものである。

ここで私は、急に「言葉」だ、と思った。こういうところがだしぬけだから、私は論理が飛躍していて、言うことがわけがわからぬ、と言われるのである。しかし、「意味」といえば、「言葉」が出てきて、何の不思議もあるまい。

国語を習うときに、われわれは字をまず習う。とくに漢字である。これは、たいていの外国人が目を反ける。あるいは、むやみに興味を持つ（これはほんの少数だが）。要するに、わけのわからぬところがあるらしい。

このわけのわからぬものを、われわれが最初に習得する際には、その意味を習う。書くことはともかく、意味がわからなくては文が読めない。学問をすることは、わが国では、文字の意味から始まるのである。

日本人はたいへん好奇心が強い、という。江戸時代は一面太平で、退屈だったらしい。解剖でもあろうものなら、人が大勢群がった。しかし、見慣れぬものを見ると、この国の人は、その「意味」をまず知ろうとする性向がないか。「意味」さえわかれば、とりあえず安心する。西洋風に、しつこく物に食いさがるところがない。

それなら、西洋人は「意味」を尋ねないのか。同じ人間だから、そこはそれほど違うはずがない。しかし、現に自然科学に見られるように、日常性としての「意味の追求」、それをあまりやらないのではないか。たぶん、かれらにとって、意味は神様に尽きるのであろう。だからランケは、

「われわれが事実の面倒を見れば、意味の方は神様が見てくださる」

と言ったのである。

言葉と解剖学

「意味」の追求が意味するところは、言葉である。「意味」は本来、言葉の世界に属する。そのため、言語を用いる学問では、「意味」の追求はきわめて自然である。そう思えば、京極氏の話も自然に納得できる。法学はまさしく、言葉をめぐる学問であろう。

自然科学の諸部門は、何を対象とするか、方法はどうか、などの面から、しばしば分類さ

れる。私は、それをとらない。むしろ、数学・物理・化学に関するものと、そうでないものとを分ける。生物学では、両者入り乱れて、わけのわからぬところがあるから困る。しかし、後述するように、じつはそれも自然だ、と私は思う。

つねづね私が疑問に思っていたのは、なぜ解剖学では言葉を多用するか、ということだった。解剖学用語は、一万語を超える語彙を持ち、これを使う。

いままでは、私には、その理由ははっきりしている。数学・物理・化学は、頭の中の過程に依存する。数学を研究する人は、知覚に頼るわけではない。たとえば、ある問題があり、それを頭の中で考える。それを他人に伝えるには、記号ないしヒント、で十分である。逆にここでは、記号をただ目で追っただけでは何もわからない。頭の中で、他人の考えたことを反復する必要がある。物理・化学が記号を使うのも、じつはこれと同じことである。

たとえば、化学では、対象としている分子は目に見えない。これは化学の一般的性質を考える上で、きわめて重要である。化学記号というのも、構造式を含めたら、むやみやたらに、つまり解剖学用語より多数あるに違いない。

しかし、それらの記号は、何らかの論理的連関を持つ。つまり、脳の中の過程に関連している。なぜなら、これらの分子は不可視だからである。見えないものの存在は、「論理」、つまり脳の中のある過程が、それを予測しないかぎり、検知できるはずがない。解剖学は対照的である。ここでは不可視なものは扱わない。見えないものの解剖学とは、格好はいいが、われわれの言う解剖学ではない。

そこで、解剖学は「言葉」を使う。つまり、すべての対象が、いったん「眼」という知覚系を通過するからである。「視覚的イメージ」として捉えられなければ、無益だからである。

なぜ、眼を通る対象を扱う学問が、画像ならともかく、言葉を用いるのか。

それは、言葉がまさしくそういうものだからである。知覚系を通過して脳に入ってくるものを、処理する形式そのものだからである。言葉のはたらきの、大きな部分がそこにある。

誤解がないように付言すれば、言葉の機能はコミュニケーションだ、という俗説がある。これを俗説と表現したのは、私ではない。福田恆存氏である。こうした俗説は、それ以前に言葉には、現実の代替物として働き、現実の認識を助け、あるいは現実そのものを規定する、という働きがあることを忘れている。

解剖学では、言葉の働きのその面を純化し、つきつめたものを、「記載」と呼ぶ。もし記載が十二分であれば、解剖学から画像は消える。現実はそうなっていない。それは、言葉が現実の記載には、まだ事実上不十分である、というだけのことにすぎない。

現実言語を用いる学問と、記号を用いる学問では、そうした学問を学ぶ人たちにとって、現実とのかかわり合いが異なる。実際には、だれでもそれを知っており、その間の違いを、しばしば「個性」による差であるとか、「専門分野」による差であるとか見なしている。現実的には、充分心得ているのである。しかし、たとえば生物学の中では、解剖学という一部門の中でさえ、その二つが複雑に入りまじってたがいに入り込み、それを分解することは不可能ではないにせよ、ほとんど無意味となっている。

なぜそういうことになるか。当たり前のことだが、それは、考えている方のヒトの脳が一つだからである。それを無理無体に二つや三つに分けるのは、解剖ではあるまいし、死んだものならいざ知らず、もともとは不可能なはずなのである。

情報の濾過

脳の機能を大まかに考える際に、古くから二つの立場がある。一つは機能の局在論であり、もう一つは全体論である。両者がそれぞれ、根拠を持つことは言うまでもない。

脳における局在の典型的な例は、ネズミのヒゲである。なぜそんな妙なものを持ち出すかといえば、それなら私がよく知っているからである。

ネズミのヒゲは、一定の大きさ、配置、本数で顔の上にきちんと並んでいるが、その並びとまったく同じ模様に並ぶ細胞の集団を、ネズミの大脳皮質に見ることができる。ここでは、ヒゲの位置や大きさが、神経細胞の集団として、脳にそのまま表現されている。こういう話を、ウソのようだが本当の話というのである。

しかし、それなら、脳のすべてがそうなっているかといえば、それはやっぱりそうはいかない。サルに半身不随を起こさせようと思って、大脳皮質運動領の半分、つまり右か左かを切除したらどうなるか。たしかに、しばらくはサルの具合が悪いが、期待した半身不随のサルは結局できない。どこが悪いのか、よくわからぬサルができる。

脳のホログラフィー理論というのも、こうした脳の二面性を、何とか一つの原理で説明したい、という望みに発する。たしかに、ホログラフィーのネガは、部分を欠いても、全体像がその分だけややボケるだけで、元の像は相変わらず再生する。これならまさしく、「脳の半分はたしかに欠けたが、やっぱり半身不随にはならない」サルに違いない。

言語に関する脳の一部は、知覚系からのインプットに大きく頼る。むしろ、それは、知覚系の一部と言ってよい。行動学では、知覚系の作用を、刺激の濾過である、と言う。視覚であれば、ハチの眼が感じる波長と、ヒトの眼が感じる波長が違うことは、はっきりしている。われわれには白い花でも、ハチには模様が見える。

世界には、さまざまな波長の電磁波が満ちているが、われわれの眼が感知するのは、そのごく一部である。こうして、生物は生きるために必要な情報を、すでに知覚器の段階で「濾過」するのである。

知覚器の次に位置する中枢でも、知覚そのものが持つ性質を、ある程度保存しているであろう。なぜなら、そうした中枢は、時間的、空間的に、知覚器よりもいわば「後に」生じたものであり、そのデザインの基本になったものは、やはり知覚器以外には、ないはずだからである。

　こうして、言語は、つねに現実に対する不十分なアナロジーとなる。それは現実に対する粗な網であり、その網を、われわれは現実にかぶせ、現実の代替物として使う。それは、知覚器における「濾過」の意味するものに等しい。

言語による学問の差異

科学が言語に頼る面が大きいほど、言語の構造が科学を支配する面もまた、大きいはずである。そこで生じてくるのが、数学・物理・化学と、言語を使う学問の、わが国と西欧諸国における違いである。

　世間では、真理というものは一つであり、とくに自然科学は、相手が相手で固定しているから、たとえば、日本の生物学も、外国の生物学も区別はないだろう、と思う人がある。たしかに、そういう面はある。

　ここをさらに強弁する人は、共通なものほど重要だ、と言う。それこそ本質だというのである。したがって、差異は些末なものである。そういう人ほど、かえって才能を賛美したりするのだが、才能というのは決して万人に共通ではない。

　そうした議論は、「人間皆同じ」という叙述と同じである。人間としての性質が、たがいに共通することはたしかだが、やっぱり違うところは違う。問題は、だから、違いの範疇を明確にすることである。

逆に言えば、共通性が重要であるため、あるいは共通性そのものが成立するための前提は、差異である。違いがなければ、同じもの、同じどころかコピーであり、それならそこには、結局「単一の物」しか存在しない。ゆえに、議論の余地は何もない。

言語による学問の違いと、それが生ぜしめる違和感は、まず言語そのものを扱う部門、扱う人たちから生じてくる。鷗外はその典型である。

われわれは、文学であれば、言葉が違うと、内容がかなり違って当然だ、と思っている。古池や蛙飛こむ水のおと、を英語にしても、それほど有意義とは思わぬところがある。しかし、こと自然科学については、逆の偏見があるのではないか。その意味では、むしろ、言語を媒介する科学の部分と、そうでない部分とをはっきり分けて考える必要がないか。そうした分類は、従来の学問の分類とは到底一致しない。

自然科学が言語を媒介とする場合、俳句同様、問題は深刻である。解剖学のように、そうでないようでいて、言語に徹底的に媒介されている部分の大きい自然科学も、存在している、とも言える。だから私は、本業を放り出して、こういうつまらぬ（読者には失礼だが）ことを考えている。言語に頼らぬ、という意味で、この国では、数学・物理・化学系にノーベル賞級の人物が出るのは、いわば当然である。

必要な諸学の学

こうして、私の考えは、形の解釈に始まり、言語にいたる。その基礎にあるのは、脳の機能に他ならない。なぜなら、そうした現象は結局、すべて脳をめぐって生じているからである。

これがずいぶん分大ざっぱな話であることはたしかだが、逆に言えば、現在の学問の仕切りが、妙なところに線を引いている、とも言えよう。とくに自然科学はわが国で発祥したものではないから、末端がそれぞれ勝手に流入して、諸学の学を欠く、ということになる。「学問」とは何か。私が考えているのは、歴史的に積み上げられた、膨大な範囲にわたる、あの恐ろしい知識のピラミッドではない。そうではなくて、「学問」というものが、一体どういう脳の機能を指すのか、という単純な疑問である。現代科学の専門分化による、おそらく最大の弊害は、

「それなら脳の生理学者の仕事でしょう」

というところではないか。たしかに、脳の物質的過程の解明は、生理・生化学の仕事に違いない。それは、しかし、ちゃんと存在している。

私の考えているのは、ヒトの精神活動の博物学にすぎない。それを統べている根本原理などは、まだ私には無縁である。そんな高級なことが一息にわかるわけがない。だから、

「脳が脳を考えて、答えが出るか」

という逆説を生じるのである。

私は、そういうものを考えるつもりは、毛頭ない。考えたいのはただ、ヒトの頭の働きには如何なる種類があるか、というだけのことである。まずそうした「分類」がなければ、それについて、「系統だてて考える」ことすらできないではないか。

その試みとして、商売柄、ヒトは「構造」をどのように見るか、という視点から考えた。しかしそれは、言語を用いる行為に他ならない、ということになり、だから意味なのだ、ということがわかったように思う。

ひるがえって言語を用いる他の学問を見れば、やはり同じことをやっている、とも見える。さらに、その傾向がどこから生じたかといえば、おそらくそれは、ヒトが元来持っていた性質に、この国では、日本語という「傾向」がさらにかぶさっているためではないか、と気付く。

そう言ってしまえば、当たり前の話である。しかし、私は学問は要するに常識だと考えている。この常識はときどき非常識な結論を出すこともあるし、私の結論もあるいはその一例かもしれぬ。

現在、世の中では、科学の専門分化がうんぬんされている。これだけ科学が専門分化しては、事実、どうにもならない。これは、やはり学問するものの責任であろう。専門分化は、一面、たしかに自由であり、個性を尊重することである。

しかし、それがどこか嘘だから、研究費の申請書には、「研究の有用性」を書かされるようになったのである。学問がいわば外部からの強制を、そういう形で受けるようになった。有用性は、単に学問の一面に過ぎない。

余計なお世話だが、わが国の学問に必要なものは、諸学の学、つまり単なる学問であろう。この国にはもともと、学問はそれしかなかった。あとは「専門家」がいた。「専門家」とは何か。それはその道で飯の食える人である。私も何とか、解剖学で食べている。学生には気の毒だと思うが、致し方ない。残りの分が学問である。これは、いわば、いつでも「余計物」である。「町人に学問は要らぬ」ものである。つまり、専門家にとって、「学問」とは、所詮その足を引っ張るものに過ぎない。

ただ、工学ではどうか知らぬが、生物学では、こういう足の引っ張りを、フィード・バック機構と言う。長い時間の進化に耐えた機能は、つねにこうしたフィード・バック機構を備えている。いちばん安上がりなフィード・バック機構は、その体系の内部にフィード・バック機構を組み込むことである。生物を見るとつくづくそう思う。

科学もまた、生物の作ったものである。同じ原理が働かないわけがなかろう。専門分化につける薬、つまりフィード・バックは、やはり学問しかない。それは単に、他人様のご意見を伺う、ということの延長に過ぎないのである。

脳の中の過程

朝日出版社の中野さんから、ミシェル・フーコーの本を八冊、突然送ってきた。原書が四冊、その訳書が四冊である。

何事かと思って、電話で趣旨を訊いた。「先生と同じような主題を扱っているかと思うので、何でもいいから論評しなさい」とおっしゃる。

とりあえず読ませていただいて、なるほどいくらかそういう気味はあるかもしれぬ、と思った。

ふだん私はこういう厄介な本は読まない。

第一に、読んでもわからない。むずかしすぎる。

第二に、翻訳というのが不可《いけ》ない。言葉遣いが気になる。テンポが狂って読みにくい。中野さんは、だから原書も送ってきている。この手の文句はあらかじめ封じられている。しかし、私には、これだけのフランス語を読み解く能力はない。

外国文を読むことは、さまざまな背景の理解なしには不可能である。たとえば、江川卓氏の「魔女退治の記号学——謎解き『罪と罰』」(『新潮』)を読めば、一目瞭然である。

「むきだし髪の女」といっても、私が説明したのでは半可通だが、何やら深い意味があるらしい。ソーニャは常に、帽子をかぶるか、何かで髪を隠す。だから、娼婦であって、娼婦ではない。絵解きがなくては、何のことやら一向にわからぬ。人口に膾炙《かいしゃ》したドストエフスキーの代表作ですら、この始末である。フーコーなど、私に読めるわけがない。

第三に、フーコーは、時に私と同じようなことを気にしているようではある。それはわかる。しかしスケールが違う。話の筋立ても全然違う。あさっての方を向いている。私の向く方があさってか、フーコーの向く方があさってかといえば、私の方に決まっている。問題は似ていても、フーコーの出す答えが、私の疑問の答えになっているのか、いないのか、皆目見当がつかない。私について言えば、要するに話が全然わかっていない。

『言葉と物』の巻頭に、「侍女たち」という、ヴェラスケスの絵が載せてある。第一章は、文字通りこの絵の絵解きだけである。

この絵を私が見ると、フーコーの言うようには、すんなりと納得がいかない。違うことが気になり出す。これは、だまし絵の寸前まで行った、まともな絵である。説明を読みながら、よくよく見ると、視線が頭の中でもつれてしまう。

この絵の光景を見る人は、現実には、フェリペ四世夫妻のみである。かれらが写真を撮れば、この図柄ができる。

しかし、これは、かれらが描いた絵ではない。ヴェラスケスの絵である。そこに、視線の手品がまず一つある。

この絵を見る人は、フェリペ四世とヴェラスケスだけではない。他の人間も、これを見る。たとえば、フーコーが見るし、私だって見る。

図柄に関するかぎり、現実には、そういう視点は存在しない。そこに、さらに手品がある。あるいは、構成がある。フーコーに説明させれば、ややこしい構成が、まだまだ認められる。

これが、西欧人と相対するとき、私がいちばん畏れ入る点である。ベルイマンの映画が、まさしく同様の構成を持つ。この絵と同じ、ある抽象化された構成がある。「野いちご」はある老医師の一日を描く。しかし、その一日は、医師の生涯と重ねられている。映画は、夢や回想の場面を用い、一生と一日を同時に進行させる。

こういう手管を、われわれはあまり使わない。人工的すぎる。だから、たぶんだまし絵がない。あるのかもしれないが、これほどわかり易く人工的ではない。あるいは、理に落ちるのを嫌う。

だしぬけだが、これはどうやら、言語の構成にも関係があるらしい。以前からそういう気がしている。私の誤解かもしれぬが、後述するように、フーコーもそれらしいことを言う。そこまではわかる。しかし、その先が不可ない。問題を考える暇も、能力もない。これ以上考えるには、解剖学を廃業する必要がある。

抽象化された原理ほど、かえってわかり易くなる場合があることは、数学や理論物理が証明している。あれは「記号」を使う。ここで私が言う「記号」は、フーコーの言う記号（シーニュ）とは違うらしい。日本語のもともとの意味での「記号」である。

この「記号」は何を表現しているかといえば、脳ミソの中味の問題を、つまり脳の中で起こっている何らかの過程を、である。何といっても、数学は、ともかく頭の中で考えるものである。

こういう類のものは、不思議に文化を超えて、わりあい楽に伝達される。少なくとも、脳の解剖学なるものが成立する程度には、人間どうしの脳は似かよっている。だから、こういうことがあって、別に構わない。第一、現にそれが起こっているではないか。

数学では、伝達の部分は少なく、自分で考える部分が多い。その際、考える部分に文化の差があるかどうか、知りたいくらいのものである。

しかし、言語や画像を方法とする学問は、数学のようにはいかない。そこには、知覚系が入り込む。そういう学問では、たとえ他人から聞いた話でも、一遍具体化し、そこからもう一度出直さないと腑に落ちない。そこにあらためて自然環境やら言語やら、それによる思考形式、つまり広義の文化が関与する余地がある。むしろそういうものが、しばしば結論を導く可能性がある。

たとえば、解剖学は、言語と画像からできている。数学、物理、化学のような「記号」はほとんど用いない。ここで画像というのは、記号が、それが代表するものの性質を、一つでも表わしている場合を言う。つまり、イコンである。

解剖学では、頭の中の過程より、眼玉の見ているものが優先する。伝達の部分、つまり知覚系の関与が大きい。なぜ知覚系の関与が大きいと、記号ではなく言語が優先してくるのか。

言語とは、まさしくそういうものだからである。言語とは、耳が聞き、眼玉が見ているもの、そういうものの代表だからである。

その際、脳ミソだって使っているのではないか。それは勿論である。しかし、その関与の程度、あるいは仕方が、数学などとは違う。だから「優先」なのである。

それやこれやで、ともかく、フーコーが腑に落ちるのは、容易なことではない。

しかし、象形文字をもつ言語（ランガージュ）の歴史はまもなく停止する。そこにはほとんど進歩の余地がないからだ。……そのうえ、知識を得るには、まず語……、ついで語の発音とは無関係な符号という、二つのものを習得しなければならない。人生はこの二重の学習にとって長すぎるとはいえまい。（『言葉と物』）

さらに付け加えるなら、たとえば私は、こんなことをフランス語で言う男の言い分を聞くために、フランス語まで、学ばねばならない。私は、少なくとも、フーコーの三倍ほどは生きる必要がある。それでもたぶん、私がフーコーの言い分について、何かを述べるなら、かれが「象形文字をもつ言語の歴史」について述べる以上の誤解を、堂々と述べる始末になるに違いない。

象形文字を持つ社会では、

時代から時代へと、おなじ音がおなじ形象に宿っているという確信はけっして持ちえないのだ。こうして、創意は不可能となり、伝統は危険にさらされる。だから、祖先からうけついだ知識の光とその遺産を保存する諸制度にたいして、ただ「盲目的尊敬」を抱きつづけることが、学者たちの唯一の関心事となる。

では「祖先からうけついだ知識の光とその遺産を保存する諸制度」の如きものは、いったいどこから来たのか。どうやって発生するのか。誰が創出するのか。

小林秀雄の『本居宣長』をここで想起するのは、私だけではあるまい。こうした人たちの語る内容が、フーコーの言い分を、ある点で証明しているのかもしれないのだが、他方その存在そのものは、それを反証している。どうも西洋人の言い分は、それを取り柄といえば取り柄になるが、ときおり極端になって不可ない。

じじつ、アルファベット文字をもつ場合、人間の歴史は一変する。人々は観念ではなく音を空間に書きうつすのであって、種々の音から共通の要素を抽出し、組みあわせれば可能なかぎりのすべての音節と語が形成されるような、少数のきまった記号（シーニュ）をつくりだすのだ。象徴文字が、表象それ自体を空間化しようとして相似関係の曖昧な法則にしたがい、言語（ランガージュ）を知らずしらず反省的思考の諸形式から逸脱させてしまうのにたいして、アルファベット文字は、表象の図示を断念することにより、理性そのものにとって有効な規則を音の分析に移入する。その結果、個々の文字は観念を表象しないとはいえ、それらは観念とおなじように組みあわされ、観念はアルファベット文字とおなじように結合され分離される。表象と文字記号（グラフィズム）との正確な平行関係を破ることによって、書かれたものを含む言語（ランガージュ）全体を分析の一般的領域に宿らしめ、文字表記の進歩と思考の進歩を並行させることができるのである。

途中の「象徴文字が〜たいして」という傍点部分（私が付けた）を除けば、この主題は、私よりフーコーの方がはるかにくわしい。なにしろアルファベット文字で育っているのである。専門家の言うことだから、傾聴に値しよう。

観念の諸連合が、アルファベット文字の結合と関連する、という風なことを、われわれが思いつくのは、きわめて困難である。「なるほど」、と言うほかはない。

しかし、同様にして、傍点部については、アルファベット文字を用いる社会の人々が、象形文字を持つ社会について、どのような感慨を持つか、という意味に私は読むのであって、内容をその通りに信じて読むわけではない。

一方、「反省的思考」の枠内にあれば、何事であれ、それはそれで勘弁してもらえるらしく、内容がある限度、つまり中庸を逸脱しても意に介さぬところがある、と私には見える。象形文字を使う社会の人間なら、そこは多少とも遠慮深い。

私の言う「構成」は、ここでフーコーの言う「反省的思考」と関連するに違いない。私の書くものは、「知らずしらず反省的思考の諸形式から逸脱」し、俳句や歌や詠嘆となり、あるいはたかだか連歌となり、ついには単なるつぶやきとなるのであろう。

私が「構成」の問題は言語の問題だろうと思うのは、つねづね日本語で苦労するからである。以下の話は横道だが、私が論文を英語で書かなければならないということも、つまりは日本語で苦労することである。

以前のたいていの日本語批判は、批判そのものが杜撰《ずさん》だったから、逆批判で潰れてしまった。しかし現に私が苦労しているように、通常の自然科学の内容を、面白く日本語にする、つまりただの日本語にするというのは、やはり容易ではない。フーコーの翻訳も、じっさい容易ではないであろうが、私の方はもとの話が別にむずかしいわけではないから、言葉に文句が言いたくなる。

たとえば、フーコーの言うような諸観念の連合を、「反省的思考の諸形式」に充当しながら語るのは、日本語ではむずかしいのであろう。フーコーの言い分からすれば、アルファベットがないから練習が足りないのだ、ということになる。

しかし、フーコーがやらなくてはならぬ作業は何かといえば、ヨーロッパの過去を「読む」ことくらいであろう。英語やドイツ語なら読むかもしれぬが、たぶんロシア語、中国語、日本語は読むまい。フーコーにはキュヴィエを読むのは楽だろうが、私には難行苦行である。「論語」なら、まだしもだが。

この辺で、明治以来、われわればかりが苦労させられていると思うのは、ひがみであろうか。

最近の自然科学では、良い論文は英語で書くという習慣が定着したから、私は、論文は日本語でしか書かぬことに決めてしまった。英語で書くほど、立派な研究はしていない。ただし、日本語でしか書かないと、右のようなわけで、業績が上がらない。読まない論文でも、英語で書いてあれば、ひょっとしたら良い論文かもしれぬ、と他人は思ってくれるかもしれないのである。

さらに、日本語で書けば、ここで書いているように、注文が定まってくるから、書く内容も決まってくる。それでも、ともかく、腹を立てながら英語で書くよりは健康に良い。フーコーだって、フランス語で書くではないか。

さいわいわが国の大学では、業績が上がらぬ、という理由で首になった教授の例をいまだ聞かないから、私は安穏としている。他方、私がフーコーについて論じても、業績にならないことはたしかである。研究費をくれないことは、もっとたしかである。

しかし、ここで頑張って日本語で書かなくては、いつまで経っても、自然科学に日本語は定着しないであろう。しかし、現に英語で間に合っているのだから、そう肩肘張ることもなかろう、という気もする。もはや、ここでは、母国語で書くことの方が、無理難題になってきているのである。これを、フーコーなら、何と言ったであろうか。

さらに、フーコーの言うように、私が日本語を使っていると、いつのまにか「反省的思考の諸形式から逸脱」するのかと思うと、気勢が挙がらない。フーコーも冷たいことを言う。フーコーを読め、などと中野さんが言うから不可ないのである。

思うに、自分もまた、考えてみればその専門家ではないか、と人なら誰でも認めてよいかもしれぬ主題が、少なくとも二つある。そういう気がする。一つは人間で、もう一つは言葉である。

双方とも、ともかく人が毎日出会い、自分自身がそれを体現している、そんなものである。

る。だから、誰であれ、フーコーと同じように、その二つについて語る権利はある。たとえ、ロクなことにはならないにしても、である。

ただ、けちなことを言うようだが、われわれの場合には、そこに日本語という「妙なもの」が介在してくる。別に「妙」ではなかろう、日本語も立派に言葉のうちだ、という意見もあろうが、現実の社会生活上、日本語だけでは、たとえば「自然科学」は用が足りない。

なぜ私は、こういう「妙なもの」を使って物を考えなくてはならないのか。その疑問が優先するから、私はフーコーのように、言語一般は恐ろしくて扱えない。事実上、私には言語一般は存在しない。ただ、あれこれの言語というものがあるばかりである。

そうかといって、私は、英語を母国語とする私の友人のように、

「英語で言えないことなどない」

と、天井に向かってうそぶくほどの確信を、日本語について持っているわけではない。

蓮實重彦氏の表現にしたがえば、ヨーロッパの言葉を成り立たせるのは、排除と選別の体系に他ならない。ひょっとすると、その意識体系は、言語の成立そのものにまで及んでおり、したがってそこでは、「英語で言えぬこと」はつまり「存在せぬこと」なのであろう。それならたしかに、「英語で言えないことなどない」。そこでは、現実は言葉の世界に入ってはじめて、つまり表象されてはじめて、現実となるのである。

いくらフーコーを読んでも、私の頭が痛くなるばかりなのは、そういうわけなのである

（どういうわけか問題だが）。

中国は文字の国である。驚いたことに、台湾のテレビ放送では、画面に漢字の字幕が出る。屋上屋を架すようだが、見ている人がすべて、北京語を耳で聞いて了解するとは限らないから、仕方がないらしい。

一方、フランス語は音の世界である。詩を覚えさせられた人なら、たぶんよくわかっている。もちろん、英語ですら、つまりシェイクスピアですら、音読しなければ、もともとどう仕様もない。

しかし、音声言語は、本来そのとき限りのものである。それは、言葉としては、明瞭な状況依存性を持っている。だから、お釈迦様、キリスト、孔子、ソクラテス、つまりお経、聖書、論語、対話篇、いずれも本人が何か書き残したわけではない。他人に「生きる」ことを説くのに、書物は無用である。書物を書くことで、身をもって教え得る形式は、たかだか書物を書くことくらいに過ぎない。

人が人として生きることに、「語る」ことは含まれているであろうが、「書く」ことは孤独な作業に過ぎぬ。それは、夢を見ることに近い。

しかし、言語は音声だと言われたら、やはり私は横を向く。言語学の対象がとりあえず音声だというなら、それは仕方がない。それなら、文字を扱うのは「記号論」なのであろう。

言語中枢に結合される諸中枢（聴覚中枢、視覚中枢、運動中枢）のあいだに見られる大脳皮質内部の関係の探究は、人文諸科学には属さない。

こうフーコーが言うとき、これはフーコーの考える「反省的思考の諸形式」の整然たる分離の、一例かもしれない。これはまた、かれの考える「人文諸科学」の定義でもあろう。しかし、その定義は、私には無関係である。

たとえ人文諸科学がそれに属さなくとも、脳の生理学、解剖学の本来の意図は、おそらくそうした人文諸科学の意図に等しい。両者が方法論上どうであれ、考えるのはヒトの脳だからである。

両者が本来結合し得るか、し得ないか、ということも、また同様である。両者が出来上がっていない以上、そんな問題は現実にはまだない。

こうした諸学の分離を規定しようとする意識、察するに「美的」意識、それが私にはわからない。問題なのは、たとえば、生理学が言語を解明するかしないか、ではない。言語を、脳との関連でどう理解するか、なのである。フーコーの議論がそのまま、かれの脳の中の何かと、並行しているはずなのである。そこで必要なものは、単にその間の対応関係の認知のみであり、それは真理とか、正しさとか、自然科学的厳密さとは異なった、ただの前提なのである。

もちろん、そこでは、二重の意味の作業が残る。一つは、脳の中にある過程から何をどういう形で拾い出すかであり、もう一つは、言葉の方から、そうした過程の示す「形」と同じ「形」、つまり等しい構造を拾い出すことである。事実上、これはどちらが先でも差支えない。私は、言語学と生理学が違うものとは、はなから思っていない。方法は、各人が勝手に選んで、決めているだけである。

こういうものを画然と分離するところに、フーコーがあり、西洋がある。その分離は、おそらく日本語で言う「純粋さ」に酷似したものか、と思わざるを得ない。そして、「純粋さ」はしばしば、他人にとっては、迷惑至極なものである。もっとも、そうしたことがフーコーの故だ、と言うわけではない。

フーコーを読む際の、具体的な困難は他にもある。それは、問題が同じように見えても細目が違うので、私には話の整理ができないということである。答えの方向が、いいのか悪いのか、よくわからない。

たとえば、十八世紀の人間と、十九世紀の人間で何かが違ってしまったことは、私にもよくわかる。バッハ、カント、シラーを墓に放り込み、やがて骨の行方もあやしくなる十八世紀と、その骨を掘り出して、丁寧に寸法を測り、バッハ本人であることを、手間暇かけて証明する十九世紀の間には、ないようで大きな裂け目がある（『図書』）。

そのような次第を、フーコーは『臨床医学の誕生』で述べ、『言葉と物』で述べる。しかし、それで私が腑に落ちるかといえば、やっぱり落ちない。フーコーは、お墓のことなど一言も言わないからである。

私にとって、お墓は大切である。先祖の祭りをどこかで絶やしてしまっては、やはり人非人である。それに、私の職業柄、葬式と墓とは、縁が切れない。他方、哲学者が墓を扱ってはいけないという理由もなかろう。私だって、カントの墓くらいは調べる。

つまり、フーコーの筋立てはそれとして、私としては、知りたい問題の納得のいく答えは、やはり自分で探すほかはないようなのである。

近代文化は、有限のものをそれ自身から出発して思考するがゆえに、人間を思考することができるのである。

よくわからないが、ともかくつづける。

こうした条件のもとで理解されるのは、古典主義時代の思考やそれに先だつすべてのものが、精神と肉体、人間存在、宇宙におけるかくも制限されたその地位、その認識あるいはその自由を規制するあらゆる限界について語ることができたにせよ、そのうちどれひとつとして、けっして、近代の知にあたえられるような人間を認識しはしなかったという一事であろう。

　というわけで、ともかく、これを私の墓の話にはめ込むならば、十九世紀は人間を「認識」し、その結果、バッハの骨は貴重なるバッハの骨となり、カントはカント、シラーはシラーになったのである。

　さらに、そしてそのように「認識された人間」は、次々に歴史を埋めつくし、二十世紀に至って、往生した歴史家E・H・カーは、「個人の才能を歴史における創造力とみなしたいという欲求は、歴史意識の原始的段階である」と悲鳴を上げることになる。

　しかし、十九世紀ドイツの解剖学者が、どのようにして、そうした人間を認識するに至ったか、ということは、私には相変わらず謎である。フーコーは、墓ばかりではなく、ドイツ解剖学には、やはり一言も触れないからである。キュヴィエを扱う以上、それでは少し片手落ちではないかと思うのだが。

文字はどこにあるか

もちろん、文字は目の前にある。しかし、同時に、頭の中にあるのではないか。文字を見ている人の脳を、何らかの方法でのぞく。すると、脳のどこかに、その人の見ている文字が見える。これは私の想像だが、どうもそんな気がしてならない。自然科学的には、そういう証拠はなにもない。脳は、論理的に、見ているものを、脳の中で「組み立てる」。ふつうは、そう考える。

文字を見ている人の網膜には、文字が写っている。視細胞という光を受容する細胞が、網膜一面に敷きつめている。この細胞は、光があたれば、興奮する。だから、白い紙の上に、黒い文字を見ている人の網膜では、興奮している多数の細胞の間に、興奮していない細胞の集団が、文字の形に並んでいる。

ここでは、たしかに、文字は目の中に存在する、と言ってよいであろう。

視細胞だけでは、文字は見えない。その背後には、視細胞に連絡する神経細胞が、つぎつぎ連なっている。こうした神経細胞は、複数の視細胞からの刺激を感受し、それぞれ興奮するか、抑制される。

いまのところ、生理学では、視覚をそうした過程の集積として、説明しようとしている。では、文字がどこにあるかという問題が片づいたかというと、これではもちろん片づかない。脳にはいると、いま単純化して説明したように、文字はバラバラになってしまうからである。網膜の視細胞層では、たしかに文字の形があったのだが、そこから先は、文字の形があるかどうか、はっきりしない。

脳の中には、どんな形で文字があるのか。これが、そのうち調べてみたい、と私が思うことの一つである。

自然物を見ているとき、そこに文字を見ることはまずない。考えてみれば、これも不思議である。電子顕微鏡の世界は、それまで人が見ることのなかった、おびただしい世界を見せてくれた。その複雑さ、広さからすれば、文字というパタンが、偶然そこに見えることがあってもいいような気がする。しかし、そんなことは、いまだかつてなかった。

ということは、文字とは、きわめて「人間的」なものであり、「自然的」なものではないことを意味する。すなわち、視覚にとっては、きわめて区別しやすく、認識しやすい形であるが、それは同時に、自然界にまぎらわしいものがない形なのである。

だからこそ、おそらく、象形文字は、文字の発達の初期の段階から、次第に「象形」性を失ったのであろう。自然物の形を保存すればするほど「文字」としての機能は疎外されざるを得ない。そんな気がする。

そう思えば、当たり前だが文字はきわめて人間的な「発明」である。人工的と言ってもよい。だから、文字の探究は、必然的にヒトの脳の探究になるに違いない。それは、自然物に見られる形に対して、脳の中に存在する形を代表するのである。

ミシェル・フーコーは、アルファベットを用いることが、西欧の科学的思考を生んだと考えた。アルファベットの世界では、無意味な記号を結びつけて「語」を作るとき、それがだしぬけに意味を持つことになる。かれらにとっては、一見バラバラであり、個々には無意味な過程が、複合されたときにだしぬけに意味を持つことについて、幼いときからの確信があるに違いない。一見偶然な現象を結合して、論理的な筋道に至るという、自然科学的思考は、「それは可能」だという信念なしには、進むはずがない。それを助けたのは、アルファベットを用いる習慣だ。フーコーはそう考えるのであろう。

それなら、漢字を用いる国民は、いきなり「意味」を追求することになるであろう。「形」それ自体に、意味が存在することについて、われわれにも、同様な確信があるはずだからである。

われわれに、人相や手相を「見る」ことに対する偏愛があるとしたら、それは漢字を用いることによって、培養された習性かもしれない。われわれはつねに、物事の意味を「見てとる」ことについては、はなはだ敏感である。他方、アルファベットの世界では、意味を「組み立て」ようとするであろう。

私は、自分の意見が正しいなどとは思っていない。フーコーの理屈を、ひっくり返してみただけである。

II 解剖

誰が解剖を始めたか

1

人体解剖は、どんな背景があって始まったのか。医学史には、さまざまな記述を載せる。しかし、解剖の必然性が納得できるものは、ほとんどない。

もちろん、なぜ納得するかは、人によって異なる。だから、要は私が個人的に納得しなかっただけのことである。私は、医師にとって解剖が当然である時代に育った。当然のことに対して、ふつう説明はない。タクシーの運転手をやるのに、地理を知らなくては困るだろう、というのが、私の受けたもっとも実用的な解答だった。もっとも、この疑問に対して、どんな解答を与えようが、つまりは同じことかもしれない。カスタネダに、呪術師ドン・ファンは言う。

「お前も自分のやり方ですべてを説明したがるが、実は自分の説明もよくわかっとらんのだ」

人体の解剖は、奇妙なものであって、もともと正業ではない。中世の解剖図を見ると、解剖しているのは、医師ではない。それは、わが国でも同じことである。そうした生業は、しばしば社会の埒外に置かれる。それがなぜだったのかすら、いまでは説明できる人が少ないであろう。それが私の職業だから、答えろといえば、返事はできる。ただし、カスタネダに対するドン・ファンの答えが常にそうであるように、納得のいくものであるかどうかは知らない。

つまり、私のような仕事で得る常識は、社会を構成することとは、折り合わないのである。それは、ドン・ファンの言い草を借りれば、いつでも自分の左手に死を見る仕事である。そして、社会のある埒外に置かれるのは、そうした呪術師であっても、同じことである。

2

わが国で解剖といえば、山脇東洋、杉田玄白と並ぶ。あるいは、東洋の名を知らぬ人が多いかもしれない。『解体新書』と『蘭学事始』は、中学の教科書にも載るが、『臓志』はたぶん載らないからである。

並べてはみたが、この二人はかなり違う。玄白の業績は、早い話が文献の考証である。小塚原の解剖に立ち合う姿も、それを示す。玄白は、前野良沢《りょうたく》とともに、クルムスの解剖書をたずさえて小塚原に赴く。解剖を見るなら、自分の目で見たらよさそうなものだが、懐に参考書を入れていった。

良沢は、さらに文献に忠実だったようである。『解体新書』出版については、玄白と意見が食い違ったらしい。時期尚早として、反対したのだという。『解体新書』の著者名に、良沢の名がないことは、よく知られている。しかし、なぜ文献にこだわったのか。

山脇東洋は、後藤艮山《こんざん》の弟子である。私が医学生のとき、亡くなられた小川鼎三《ていぞう》教授から、医史学の話を聞いた。板書された「親試実験」という文字を、いまも目前に思い出す。これが、この学派のモットーだった。京都における東洋の人体解剖は、小塚原の解剖に先立つこと、十七年。しかも、宝暦四年、官許を得て人体をはじめて解剖するまでに、艮山の示唆で、カワウソの解剖を繰り返し行った。人体に似るとの噂があったらしい。

カワウソと人体が似ているとは、どういうことであろうか。想像力の問題か、事実の問題か。このことについての文献考証を、見たことがない。しかし、それがどこから来た言い伝えであれ、人体と動物体を並列するところは、きわめて注目に値する。これがそのまま、解剖学そのものに至る可能性を示唆するからである。レオナルドの解剖図にも見られるように、人体解剖と動物の解剖は共存し、比較解剖学は、のちに人体解剖学の理論的支柱となる。

遺憾ながら、東洋は、カワウソ以外は解剖しなかったらしい。私は、その理由を、東洋にいちばん訊ねてみたい。動物の体を、いったいどう考えていたのであろうか。もし、人体を解剖したのであれば、カワウソとの類似を見たはずではないか。東洋にとって、やはり「人体」に意味があったに違いない。では、その意味はなんであったか。

すでに一六五四年、オランダ船のもたらした、ヴェサリウスの『人体構造論』が、井上筑後守の手に入っている。奇しくも、山脇東洋の解剖に先立つこと、百年。当時の医学に、こうした解剖書の影響が皆無とは言えまい。解剖学が、わが国で成立する可能性があったとすれば、それは東洋をその一人とする、古医方であろうか。ヴェサリウスの解剖書が、なぜそのまま消えてしまったのか、これもわからない。受け手に準備状態がなければ、効果がないのはわかる。それでは、百年後に、あらためて何が準備になったのか、それが今度はわからない。

3

それにしても、人体そのものを、なにがなんでも文献から知ろうとする、玄白らの執念は、すでに私の想像を絶する。同じ執念で、なぜ解剖そのものを行わなかったのか。もちろん、想像はできる。反対を予想して、自主規制したかもしれない。本を読むなら、他人の迷惑にはならない。この辺の事情は、いまでも同じである。良識派ほど、何もしない。しかし、これが正解か否か、むろんわからない。

現代自然科学の常識からすれば、親試実験、山脇東洋の方が親しみやすい。ただ、一体を解剖した後が、一向にしつこくないところが、西洋人とは違う。レオナルドも、死体の入手には苦労したはずだが、数十体を解剖している。

考えられることの一つは、解剖に反対する人たちの、説得力の機能が、洋の東西で異なることである。東洋の解剖に対し、ただちに反論があった。医者の仕事は、生きた人間の病を癒すことである。人屍の解剖になんの意味があるか。

この反論を、ミシェル・フーコーが聞いたら、喜んだであろう。フーコーは、病と死という観念の結合が、病理解剖を生ぜしめたという。両者の関連は、現代人には、もはや前提である。しかし、その関連の成立は、そう簡単ではない。人が死ぬのは、病によるとはかぎらないからである。飢饉、戦争、事故、自殺、呪術。しかも、死と生とは、どう考えても、異なったカテゴリーに属する。だから、病理解剖の発生は、同じ解剖の歴史でも、かなり遅い。十九世紀のことである。

東洋には、再反論の論拠が、不十分だったのであろう。解剖で病が治るわけではない。反論ができないのは、実用主義からしても、当然のことである。人体解剖学そのものは、およそ実用性を欠く。そのことなら私もよく知っている。わが国は、いまでも実利と効用に尽きる。しかも「親試実験」は、われわれの風土では、どちらかといえば、実用主義に結合する。理学と工学の違いと言ってよいであろう。それが、カワウソの解剖を、結局無意味とした理由であろうか。

4

わが国の医師たちが、西洋の解剖図に驚いた理由は、人体の見方に違いない。ヒトの体をどう見るかは、明らかに社会の合意の問題で、たとえ人身売買をしたとしても、解剖することはしない。そこには当然一貫した視点があるはずであって、それはその社会の前提である以上、ふつう意識されはしない。新しい見方を呈示されて、驚くだけである。

東京大学医学部の標本室には、各務《かがみ》木骨と呼ばれるものが保存されている。見事な木製の骨の模型標本である。医師が参考に用いようとしたものであろうが、専門家が見ても、骨としか思えない雰囲気がある。実際の骨を持たず、こうした精巧な模型を作ったことが、私には、まさしく『解体新書』の姿と二重写しになる。

人体そのものをいじることが、一種のタブーであったとすれば、話はわかる。ただし、それがタブーであった理由は、解剖した側にはない。それを伝え聞いた側にある。東洋や玄白の業績は残るが、反対側の「業績」は残らない。そのために、業績を考えれば考えるほど、逆にわからなくなる。

もっとも、注意して見れば、解剖に反対した人の論議は少なくない。それを表現しなかった人たちの心中ですら、察しがつかぬわけではない。東洋にしても、玄白にしても、それは十分心得ていたであろう。しかもついには解剖が流行し、百人近い人たちが談笑しながら、解剖を見るに至ったことが、幕末の反対論者によって記されている。

本来、人体の解剖は、日陰のものである。それが日陰の意識を失うのは、かならずしも好ましいことではない。日陰のものの、発生理由を問うことは、物事の裏を見ることである。それが困難で当たり前であろう。だから、いまだに、明確な答えを得ない。

5

こうして、人体解剖学にならない理由は、なんとなくわかる。しかしそれでは、人体解剖学になる理由の方は、わからない。

もっとも、こちらの答えは、はっきりしているといえば、はっきりしている。おそらく、もともとは博物学と同じであろう。博物学は、つねに情熱の所産である。ただし、情熱はなかなか理屈にはならない。

博物学のような平坦な学問が、なぜ情熱の所産か。それは、情熱に駆られてみればわかる。あるいは、駆られてみなければ、わからない。膨大な事実を、飽きもせずに集めるについては、それ以外に答えがない。博物学を生む情熱は、冷たい情熱である。それが解剖学を生んだ。

博物学の眼とは、たとえば、構造主義の眼である。眼は構造を見てとるからである。情熱が直接対象に触れ得るなら、博物学にはならない。そこに、眼が介在すると、冷えた情熱が生じる。他人の死を見詰める眼が、もっとも冷たい眼であることに、異論はなかろう。この冷熱は、だから、死と関係することが示唆される。分類学は、おびただしい動物の死体の上に成立した。

解剖学において、博物学の眼は、死に直面することとなる。そこではついに、博物学の隠された動機と、学の内容が一致するに至る。愉快なことに、二十世紀は解剖学を「ライヘン・アナトミー」、すなわち「死体解剖学」であると悪口する。レントゲンによるX線の発見以来、生体の状況が知られるにつれ、たとえば、解剖書における胃の所見は、死体の状態以外の何物でもないことが判明するからである。

しかし、死を前提としない博物学はおそらくなく、死体のない解剖学は意味を持たない。死を分解し断片化しなければ、その後の「科学」はおそらくなかったであろう。ゆえに、分類学、解剖学につづいて、「自然科学」の時代がやってくる。そこでは、もう一度、死が消され、情熱は対象に注ぎこまれる。「科学の進歩」である。

そして、ふたたび、構造主義とともに、死を意識せざるを得ない時代が、回帰するのである。

私の解剖学事始め

自分のことを語るほど偉くない。そんな年齢でもない。しかし、題は編集部からいただいた。題を新しく考えるのも面倒臭い。

もともと私が解剖学が好きだったわけではない。間違って始めた。学生のときに解剖の初歩を学んだけれども、解剖学はそれで簡単に理解できるような代物ではなかった。卒業してから、もう一度始めることにしたのは、初めからやりなおせば、少しはわかるようになるかと思ったからである。それが間違いだった。やってみると際限がない。仕方がないからいまでもやっている。乗りかかった船でもう止められない。今年（一九八六年）でとうとう、二十二年になる。いまだによくわからない。ではつまらないかというと、面白い。ここ十年くらいは面白くて仕方がない。しかし、学問というのは、面白いから業績が上がるというものでもない。頭が痛い。それに、だんだん暇もなくなる。たとえば、こういう用事で時間を取られるのがいちばん困る。それなら断ればいい、と他人は気軽に言うが、第一、私には断り方がわからない。注文の断り方は、学校では、一度も教わらなかった。以後大学から外に出たことがない。ゆえに、相変わらず習う機会もない。それに、解剖学研究のため、雑事は一切お断り、というほど解剖学を尊敬しているわけでもない。

以前は、学問を尊敬している人が、いまより多かったように思う。学問を尊敬すると、ちょうど偉い人の前に出たときのように、手が震えたりする。そうすると、実験をするのも、論文を書くのも、あまりうまくいかない。だから、私はあるときから、解剖学を尊敬するのは止めにした。

ときどき、解剖学とは何かを考える。客観的に考えるためにも、解剖学という対象を、むやみに尊敬してはいけない。

「解剖学とは何か」

を考えていると、

「それは解剖学ではない、哲学だ」

と言われる。

もっともなようだが、考えてみれば、哲学者がそんなことを考えるはずがない。何の得にもならない。解剖学者なら、解剖学とは何かを考えて当たり前である。この問題については、一応そう主張することにしている。

解剖学とは何かを考えるのは、別に下心がある。

大学院に入院したころは、先輩によくいじめられた。何かやっていると、何をしているか、説明を求められる。そんなことをして何になるか、はっきり説明せよ、という。返事に困る。

いまでもこの手のいじめはあるらしい。大学院の学生が、こぼしに来る。自分の仕事について、

「そんなことをして何になる」

と先輩に詰問されましたという。元気のない顔をしている。

この手のいじめが、基礎医学者の卵には、いちばん効果がある。真面目な若い人が、一所懸命に仕事をしているうちは、こういうことを考える余裕がない。そこを古狸に突かれる。それでへこたれるようでは、先行きもたない。頑張る必要がある。そのうち年齢を経ると頭がボケてくるから、自分のやっているものこそ真の学問だ、と思い込むようになる。それまでの辛抱である。

私がいまごろ、

「解剖学とは何か」

を考えるふりをするのは、若いころの欲求不満の解消である。こういう質問は、先手必勝である。答えなぞ知っている必要はない。そもそも答えられるわけがない。その辺は、古狸が大学院生をいじめるのと同じ要領である。問題が抽象的で、より広範になった分だけ、応用

も広い。

新しい学問では、学問そのものに集中しなければ、世界の大勢に遅れる。そうした分野では、「学問とは何か」など、閑人のたわごとにすぎない。

解剖学は古い学問だから、競争が激しいのは、ほんの一部の部門だけである。その上、相手は死んでいる。急ぐ必要がない。

そういう点で、解剖学という分野は、逆の印象があるかもしれないが、抽象的な思考にも案外向く。相手が地味なだけに、事物の印象によってわずらわされることも、むしろ少ない。

解剖学者でも、実験が巧みで動的な観察を好む人もある。私は生来の怠け者で、そういうことは、他人におまかせしている。死体をただ見て、もしあれば、何か言う。なかなか論文にはならない。それでも済む。済ませるしか、仕方がない。

もし有益、無益で言えば、私のやっているような解剖学は、無益の典型である。最近は学問が有益になってきたから、こういう解剖学は旗色が悪い。下手をすると、教室が御取り潰しになりかねない。最近、解剖学教室を一部取り潰すのが流行っているような気がする。ともかく一所懸命頑張る必要がある。

そう思って、いろいろなことをする。

まず興味があるのは眼を作ることである。解剖ではもっぱら眼を使う。私は、怠けがこうじて、なんとか機械で眼が作れないか、と思っている。良い眼が出来たら、自分の眼は直接には使わないで済む。

カメラに電算機をつなぐ。あとはいろいろ考える。それ以上のことは、そう簡単に他人に教えるわけにはいかない。べつにアイディアを盗られる心配をしているのではない。まだ具体的によく考えていない。

骨の図を自分で書いているうちに、つくづく嫌気がさしてきた。絵を描く機械が作れないものか。そう思ったら、その前に眼を作らなくてはならない。だから、眼を作ると騒いでいる。しかし、本当の狙いは、絵の方である。白い紙を、黒い点で埋めればいい。こんな簡単なものが機械でできないはずがない。ワープロだってちゃんと字を書く。絵になるとか、ならないとか、心配する人があるが、案ずるより産むが易しである。新聞の網目写真などは虫眼鏡で見たらひどいものである。あれでちゃんと、何が映っているかわかるのだから、ヒトの眼も大したものである。つまり、眼の方を、機械が描き出す絵に、慣らしてしまえばいい。そのうち、それが絵に見えるようになる。

私は解剖学を専攻して有難かったと思っている。いつでも勉強させてもらえる。年寄りにわからないほど難しいこともあまりない。分野はとてつもなく広く、他人のやらないことで、興味深いことがたくさんある。退屈することはまずない。理屈は言ってもいいが、言わないでも済む。私がやっているのだから、特別な才能はいらない。

ただし、やってみてつまらなくても、責任は負わない。面白くなるまで、十年はかかるからである。でも、それは、どの分野でも同じことかもしれない。

眼を創る

1　見る技術・見るための技術

見る技術と見るための技術は、それほどかけはなれたものではない。私が思っているのは、たとえば人相見である。かれらは人相を「見る技術」者である。しかし、最小限の道具は、必ず持つ。曰く、天眼鏡、筮竹《ぜいちく》。こうした「見るための技術」を象徴する小道具を欠いては、人相見が成り立たない。ここのところが、いわば、見る技術と見るための技術の、切っても切れなさを表象している。人相見の場合には、二つの技術はすっかり統一されているように見えるものの、場合によっては、両者の間に、一種の対立が生じることだってありうるのである。

物を見る技術は、芸と言ってもいいし、学問と言ってもいい。ともかく、これは人の身につくもの、あるいはついたものである。

あまり誉めたことではないにしても、人の顔色なら、子供でも見る。行動学の教えるところによれば、怒りや笑いなど、基本的な情動にともなう表情は、生まれつき視聴覚が完全に障害された子供にも、存在している。したがって、そうした表情は生得的、つまり生まれつきのものである。だから、それを「見てとる」方の能力もまた、ある程度生得的であって不思議はない。

生得的なものについては、それをふつう技術などと考えもしなくて当然である。技術は後天的に習熟するもの、と強く信じられているからである。しかしここでも、自然と人為の差は、きわめて微妙なものであり、よじくれた縄のようなものである。右のように信じる人でも、習熟する能力そのものは先天的だ、と考えているかもしれない。

「人を見る」ことなら、幸か不幸か、たいていの大人は、始終やっている。私もかつて、『ヒトの見方』という本を、筑摩書房から出させていただいた。こちらの能力の方は、ふつう習熟していくものと考えられているから、どちらかといえば、後天的な「わざ」と見なすべきなのであろう。

後天的能力であるなら、「人を見る」のも技術のうち、と表現してよいであろう。しかし、ここにもまた、才能というものはあるもので、「人の見方」が徹底的にいわゆる技術かといえば、だれもそんなことは信じていないに違いない。第一、他人に伝えることが、むやみにむずかしいからである。

他方、物を見る「ための」技術は、いまでは、テクノロジーと言った方が通りがよい。こちらは道具を使う。ここでは、人が習得しなくてはならないのは、まずなにより道具を使いこなす技芸である。新しい道具を使いこなす。この経験がテクノロジーの醍醐味である。子供がそれを一番よく知っている。こうした楽しみに、ヒトがとりつかれたのは、おそらくヒトがヒトになった頃からであろう。ヒトはいつでも道具と共にあった。

もちろん、サルにも、道具で遊ぶ趣味がないわけではない。しかし、この点に関するかぎり、ヒトのスケールは、度外れている。

見るための道具の進歩が停滞している時代には、想像力が優先する。見るべきほどのものは、見つ。そこまで来てしまえば、優先するのは、視力よりは想像力である。あるいはそれを駆使する芸である。それは、しばしば驚くべき程度にまで、発達する。

しかし、想像力の時代には、ふつうの人間には、行く先がよく見えない。第一、行く先があるのかどうか、はっきりしない。そこでは、行動はしばしば停滞し、エネルギーは抑圧される。そこにうっとうしさがある。なんとなく暗い。学問や芸の暗さである。

道具が徹底的に進む時代には、腕が優先する。想像力で機械は動かない。新しい技術を利用して、なんでも先に見た方が勝ちである。ここでは、新しいものに慣れる能力と、体力が優先する。

こういう時代は、閉塞感がない。なんとなく明るい。それが、テクノロジーの明るさであろう。テクノロジーのもう一つの明るさは、結果が明瞭なことである。見るための道具なら、見えるか見えぬか、いずれかである。そして、見えなければしょうがない。見える機械をまた作るまで、頑張るしかないのである。

テクノロジーの欠陥は、その時代を通った人なら誰でも知っている。テクノロジーは長所によって推進され、推進されることによって欠陥を露呈するからである。流行り廃れがある。そこには、万古不易なものなど何もない。そう思いたくなる世界である。

たとえば、生物の形態学の領域では、昭和三十年代から、かなり大きな変化が生じた。生物を対象とする電子顕微鏡技術が進み、国産の電子顕微鏡が、つぎつぎ市販されるようになった。機械そのものは、この時代から、操作が格段に容易になり、試料の作成技術が進歩した。

電子顕微鏡は、戦前もなかったわけではない。しかしその頃の機械は、それを利用して、何かをするというものではなく、そのもの自体が研究対象だった。

電子顕微鏡は、従来の光学顕微鏡の倍率を二ケタ上げた。つまり、千倍という最大倍率が、十万倍になった。ただの二ケタだが、この差は大きかった。これを十万円と千円の違いとして、感覚的に了解していいかどうか、問題はあるが、千円もらってもやるつもりはないが、十万円ならやる、ということは多いだろうから、それならこの二ケタには零対一、つまり、無限大に近い開きがある。

たとえば、細胞膜というのが、はっきり可視化されたのは、電子顕微鏡のおかげである。膜の厚さは十万分の一ミリだから、倍率数万倍なら、膜の像は、明瞭である。このくらい明瞭なら、頭の中の構造は、実体に転化しうる。つまり、この程度の大きさのものが細胞の中には多く、それらがいちいち、電子顕微鏡のおかげで、実体に転化した。

ミトコンドリアは、どの細胞にも同じ構造のものがあるとわかったし、ゴルジ体はあるとかないとか、その議論そのものがなくなった。かならず存在することに定まったからである。もっとも、その正確な形そのものは、いかなるものか、まだもめている。

この時期には、電子顕微鏡は万能だったし、見るべきものも、まだ際限なくあるような気がした。そのために、やはり多くの欠陥も生じた。手足がよく動き、頭がちっとも動かない。そういう時期があったと思う。

しかし、こうした「新」技術も、かならず終わりが意識される時期が来る。それが事実そうであるかどうかは、実際上は問題にならない。技術はつねに思いがけず生じるので、古い技術が、別な形で息を吹き返すこともままある。しかし、それがそうなるまでは予測できない以上、終わりの意識は終わりの意識である。

終わりの意識が生じてくる頃には、新技術の結果は、学問の内に取り込まれる。それはテクノロジーの落し子ではなく、ちゃんとした「学」の領域に属するようになる。そこに、たとえば権威が生じ、いわゆる学問が生じる。つまり、ここでは、「見る技術」がふたたび優先することになる。

見る技術が進歩すると、何が見えるのだろうか。

いままで見えなかったものが見える。それが、いまの電子顕微鏡の話である。ではいままで見えなかったものとは、いったい何か。顕微鏡なら相手は小さなものだが、それなら見えたところで、大事なものではなかろう。そう考えるのが、常識である。しかし、それなら、なぜ人は顕微鏡で物を見るのか。

それはちょうど、ヒトが最初にヒトになった頃から変わらぬ性質だ、と言うほかはあるまい。初期の電子顕微鏡学者には、天文学出身の人がいた。望遠鏡を顕微鏡に取り換えただけのことである。見る技術と、見るための技術は、この人の中では一体になってしまっている。どちらにしても、肉眼で見えないものが、何かの手段で見えればいいのである。

見る技術と、見るための技術の最終段階はなんだろうか。

私はそれを、眼を創ることだと考えている。カメラと呼ばれるものは、すべて眼だが、まだこの眼は、どちらかというと眼鏡の性質があり、眼の前方に存在している。天眼鏡、筮竹、に戻っていえば、天眼鏡である。

眼の後方にあるのは、脳だが、脳を含んだ眼、つまり視覚系そのものを創り出すことが、いまの工学の目標になっている。そう私には思われる。こんどは、筮竹もなんとかしようというわけである。

パタン認識を、機械にやらせるというのが典型である。ただし、このパタン認識はかならずしも、現在、技術ということで考えられているような、実用的なものとはかぎらない。ヒトの眼が、そもそもは実用から発したものだが、いつの間にか、顕微鏡やら、映画を見るほどに、実用から離れたものになった。そうした眼を機械で創る、というのが、人々の情熱を吸収しないわけがない。

網膜の上では、光量子が光受容細胞にぶつかり、ただオン・オフの信号が出るだけである。これが、機械でいずれシミュレートできないはずがない。私は、はなはだ楽観的なせいか、どうしてもそうとしか考えられないのである。それでも不足な分は、人間の眼と脳で、とりあえず間に合わせればよろしい。顕微鏡も望遠鏡も、じつは長年それでやってきたのではないか。

こう考えてみると、見る技術と見るための技術は、天眼鏡、筮竹の頃から、別段基本的には変わってないらしい。光学顕微鏡の後に電子顕微鏡がやってきた頃にも、ひょっとすると電子顕微鏡が、光学顕微鏡を置き換える、と考えた人があったかもしれない。しかし、そうはならず、両者はいまでも立派に共存している。

物を見るための道具については、人間はきわめてケチであって、天眼鏡、筮竹を相変わらず捨てていない。光学顕微鏡など勿体なくて、とうてい捨てられるものではないのである。そして天眼鏡、筮竹の中に視覚系が含まれているということは、『ゲーデル・エッシャー・バッハ』の中でホフスタッターが言いたかったことと、さして変わらない気もするのである。

2　眼を創る

生物は、眼を数回発明した、ということになっている。基本構造の異なった眼が、動物界には数種類あるからである。

われわれの眼球は、角膜、レンズ、虹彩、網膜を含む、いくつかの構成要素からできている。各要素は、その構造も含めて、基本的には脊椎動物全体に共通したものである。したがって、脊椎動物の眼は、構造から見るかぎり、起源を等しくするものと考えてよい。

イカやタコの眼も、全体のつくりは、一見これによく似ている。角膜やレンズがあり、網膜に像を結ぶ。タコは視覚に大きく頼る動物であり、ご存知のように眼が「目立つ」。タコの視覚を丁寧に調べたのは、著名な解剖学者J・Z・ヤングである。こういうおかしなものを丁寧に調べるのは、やはり英国人である。おかげで、タコには記憶があることまでよくわかった。タコは思ったより利口な動物で、いくつかの葉《よう》に分かれた脳を持ち、足の中にまで神経細胞がある。ただし、タコの眼には、脊椎動物のものとはまったく違う特徴がある。

脊椎動物の網膜には、数種の異なった細胞が、層をなして存在する。しかし軟体動物の眼では、網膜に存在するのは、光を直接感じる視細胞の層だけである。さらにイカやタコの網膜では、視細胞が光の来る方に面している。ところが、われわれの眼では、視細胞は、光の入ってくる方向と反対を向いている。つまりこの二つの眼では、網膜が逆向きに組み立てられているから、両者の間に本来類縁はない。そう昔から考えられている。

このように、同じ機能を持ち、形は一見よく似ているが、実際には、類縁のない構造を、古くから「相似」と呼んでいる。タコの眼とわれわれの眼は、相似である。

同じ眼でも、昆虫の複眼は、構造的にもわれわれの眼とは類縁がまったくない。複眼は、名前のごとく、多数の個眼の集合だが、各個眼にはそれぞれ像が映る。そういう像を頭でどう調整しているのか、考えるだけでも面倒くさい。

ニュージーランドには、ムカシトカゲがまだ細々と生きのびている。これはごく古い型の爬虫類で、恐竜の先輩にあたる。海岸でウミツバメの穴に住み、かならずツバメの右側にいる。そういう伝説があった。これはその後の観察でウソだということになった。ムカシトカゲが住むあたりでは、古いもの新しいものを含めて、むやみやたらに、ツバメの穴がある。だから、ムカシトカゲは、ツバメの右側で暮らさなくても、住む穴に困ることはない。そういう散文的結論になったらしい。

この動物は、頭頂にもう一つ眼がある。この頭頂眼は、ちゃんとレンズを備えた眼で、このトカゲには、したがって、眼が三つある。頭頂眼は、ヒトの松果体に相当する構造である。ヒトの松果体は、その微細構造に、光受容器だった頃の痕跡をまだ残している。

こうした起源的に異なる眼が、動物界にはいくつかあるので、動物は何回か眼を発明した、というのである。

眼がどのようにして成立したかは、面倒な問題である。『種の起原』の中の「学説の難点」という章で、ダーウィンは言う。「さまざまな距離に焦点をあわせ、種々の量の光をはいるようにさせ、球面収差や色収差を補正する、あらゆる種類の無類の仕かけをもつ目が自然選択によってつくられたであろうと想像するのは、このうえなく不条理のことに思われる、ということを、私は率直に告白する」（八杉竜一訳、岩波文庫）。

眼のように「極度に完成化し複雑化した器官」が、「自然選択」によって、どのようにして完成するかを、ダーウィンは考えあぐねたらしい。ダーウィンの考えは、微細な変異が長い間に選択されて、大きな変化を結果として生じるという、いわゆる漸進説である。漸進説では、途中のいちいちの微細段階が、それぞれ有利でなくてはならない。

この説は、眼のような場合に、困ることが多い。中途半端な完成度を示す眼が、進化の過程でなぜ有利だったか。歪んだレンズが、しだいに完成度を高めて、歪みが減少してくることになるのだが、そもそもレンズの原基《もと》のようなものを、どうやって、ほぼ網膜に像を結ぶような位置に最初に持ってくるのか。その後は、「自然選択」によって、位置を漸次修正すると考えるにしても、である。

三葉虫も立派なレンズを持つが、その中には、レンズの形が、デカルトおよびホイヘンスがそれぞれ設計した、収差なしのレンズと同じ形をしているものを含む。

実際、生物というのは、考えてやっているのか、ダーウィンの言うように、まったく無考えでやっているのか、私は知らないが、このように立派な、考えようによってはおかしなことをするのである。

こういうレンズであれば、次第に収差がなくなるように進化したというのも、考えられぬことではない。実際に、顕微鏡でもレンズは次第に進化したからである。しかし、それにしても、動物は、間違ったレンズを、進化の途中でいちいち確かめ、修正したのだろうか。

眼の進化でふつう忘れられているのは、光の役割である。光がなくては、眼があっても仕方がない。だから、眼の進化には、光がまず最大の役割を果たしたはずである。

細胞の水準では、光と受容体の関係は、はっきりしている。同じように、光がなくてはどうしようもないものは、葉緑体である。これは、ご存知のように、光合成を行う。植物細胞に住みついているが、たいへん古い昔にはおそらく、独立の原核生物だったのではないか、と想定されている。このくらい小さなものであれば、光との直接交渉があり得ることは、だれにも理解できる。

光があることが、細胞の集合体であるとはいえ、眼の進化にも大きな役割を果たしたことは、間違いあるまい。その意味では、光が眼を創ったのである。

眼を創るために、光がいったい何をしたかは、いまとなってはわかりにくい。すくなくとも、光の影響を受ける型の細胞を利用するのが、眼の形成の第一歩だった。現在の眼でも、眼のつくりはさまざまあるにしても、光受容細胞の構造そのものは、いずれもよく似ている。光受容のためには、ほとんどの場合、カロテノイドを含む、何重にも重なった細胞膜が利用される。

こうした細胞から、どうやって、光の助力を含めて眼が出来たのか、まだ私には想像もつかない。しかし、光という要素の関与が、その説明には含まれなくてはいけないような気が、どうしてもするのである。同時にその説明が、暗所に住む動物で、眼がしばしば退化する理由を、おそらく説明すると思われる。

さて、右のように、自然は眼を何度か創ったようであるが、人工的な眼というのは創れるだろうか。

もちろん、この場合、眼の定義が問題になる。われわれはすでに、さまざまな型の人工的な眼を、部分的ながら、現実に持っている。たとえば天眼鏡や眼鏡、写真機、ビデオ・カメラなどがそうである。

しかし、われわれの眼は、単に眼であるというだけのものではない。じつは、脳の一部と言ってよい。脊椎動物の網膜は、大量の神経細胞を含んでおり、また発生上も脳の出店と考えてよいのである。したがって、人工的に眼を創るということは、究極的には、カメラのようなものに、「人工頭脳」が付いたものになるはずである。

私が創りたいのは、こういう眼である。ただ、この人工の眼が映す像を私も見たいので、機械を私の脳につながない限り、この人工眼は、なんらかのアウトプットの装置を持つことになる。それは「絵画」ないし「図」に近いものを、描き出すはずである。

それなら何も、人工眼と言わず、カメラたとえばビデオ・カメラで映した像で十分ではないか。

それは少し違う。なぜなら、絵画や図では、不要な視覚情報が省かれている。マンガを考えたら、よくわかる。ところが、いわゆるカメラの類は、要るものも要らないものも、すべて一緒に、画面に放り込んでしまう。問題は省くことであって、自然を、ゴミやシミまで含めて忠実に映し出すことではない。

つまり私の考えている人工眼は、見ている状景を、私に必要な情報だけを残して、整理してくれるようなものである。あるいは、機械の持つ特性によって、厳密な手続きで濾過された情報を、伝えてくれるようなものである。

実際、動物の知覚系は、現実を濾過するものである。視覚もまた同じである。たとえば、世界には、さまざまな波長の電磁波が充満しているが、眼がとらえるのは、そのうち、「可視光線」と呼ばれる、特定の波長範囲のみである。

われわれの眼で真白く見える花も、ハチやハエの眼のように、紫外線の領域を捕える眼で見れば、コントラストの強い模様が入っている。われわれの眼は、そうした違いを、網膜の最初の段階で、すでに濾過してしまったのである。

こうした「人工眼」は、もしうまく使えば、きわめて有効な用途があるに違いない。たとえば、ここからのアウトプットはひょっとすると、普通の図を置き換えるかもしれない。私は年中、解剖図を描くが、これは機械に描かせてしまいたい。図を描くことは、実物を頭に入れるためには、大切なことであるが、そうかといって、電子顕微鏡の所見は、かならず写真で保存されるのだから、いまさらそんなことを言っても、仕方がないのである。

このような人工眼では、まず網膜を創らなくてはならない。網膜は、さいわい、二次元構造であり、視細胞はここでは一層をなして広がっている。したがって、カメラからとり込んだ像を、縦横に番地をふった二次元平面に描くことにさせても、人工眼としては、大過ないはずである。

網膜の視細胞は、興奮するか、抑制されるか、つまりオンかオフかのいずれかの状態しかとらない。したがって、この水準では、機械化することはきわめて簡単ではないか

実際の網膜では、ある視細胞が興奮すれば、周囲はおそらく、抑制されることになる。この辺からが、機械の設計にからんだ将来の問題になってくると思われる。なぜならこのような反応がすでに、網膜における情報処理の第一段階になるからである。

写真というのは、「現実」を映した像としては、たいへん精密なものだが、同じ写真は二度とできない。もし、写真の画面を大きく拡大したとすると、われわれはそこに、さまざまな大きさの銀粒子を見るはずである。このような銀粒子の集合体として見れば、「同じ」写真であっても、「同一性」は保証できない。つまり「同じ」写真はコピーのようであるが、じつは本質的には、コピーではない。

そこに、二値化された番地に、白と黒、つまりオンとオフで描き出された、人工眼の創り出す視野の、本質的な有利さがあるはずである。つまり、そのような「視野」は、いったん記録されれば、つねに再現可能であり、その点では、このような像は、それ自体が、科学的なデータ、つまり分析の対象になりうるはずなのである。

3 ソフトとハード

最近の機器の発達が、私自身の生活にあたえる影響は、たいへん大きい。主観的には、洗濯機や冷蔵庫の比ではない。

たとえば、この原稿は、ワープロで書いている。最近では、ワープロがないと、原稿を書く気がしない。訂正が自由だし、はじめから清書になっている。書き損じが、むやみにちらかることもない。何行何字づめという、印刷されるときの最終的な組み方にしたがって、原稿が作成できる。

この最後の点が、私にとっては、最大の利点である。第一に、段落をどこで切るかが、はっきりする。私の場合、一行の字数によって、切り方は異なるからである。さらに、それによって、出来上がった文章を読む際の、テンポがわかる。

清書である点も、重要である。手書きで書き込みがあったり、抹消があったりすると、そこを読んでいるときに、読むリズムが狂う。つまり、流れが一時とぎれることになる。これがたいへん気になる。だから、手書きのときは、一部を手直しするたびこ、[illegible]おす癖があった。

ワープロなら、そういうことをする必要がない。そのかわり、文章がなんだか、つるつる滑るような、軽い感じになってきたように思う。しかし、すくなくとも、こういう「高級」なことを議論できる程度に、具合のいい機械である。

こうした機械が生活に入ってくるにつれて、そこで用いられる用語や概念も、生活に侵入してくる。

ワープロという機械そのものは、いわゆる「ハード」だが、使い勝手に大いに影響するのは、「ソフト」である。ハードはモノ、つまり機械で、ソフトは早い話がプログラムである。ソフトは、適当に変化させる余地があるところが、ハードと違う。機械の方は、いったん作ってしまえば、一応はそれで使う。機械には性能に限度があるから、その機械を使うかぎり、その点は仕方がない。

「ソフト」と「ハード」ということばの使い方は、大体こんな感じになっている。

ソフトとハードということばは、生物の身体についても、最近ときどき使われる。身体はいわばハードであり、所与のものだが、その使い方はソフトであって、応用がきく。

サーカスの芸を見ていると、人間の体も使いようで、あそこまで使えるものか、と感嘆する。これも、ハード、つまり神経や筋肉は、ふつうの人と、もともとはさして変わらないのではないかと思う。問題は訓練に違いない。

ところで、それなら、訓練はソフトの変更か、ハードの変更か。

このあたりから、ソフトとハードということばを無批判に使うのは、だんだん具合が悪くなってくる。

もちろん、右の場合には、双方が含まれている。使えば筋肉は発達するから、ハードが増設される。神経系も、ああいう動作に適したパタン、あるいはプログラムを、そのどこかに組み込むはずである。

ここで生物固有の問題を生じる。つまり神経系に組み込まれたものを、どう解すべきか。それは、ソフトの変更か、ハードの変更か。それとも両方か。

おそらく、この質問は、専門家でも、意見が割れるのではないかと思う。一般に、機能を中心に考える人は、ソフトの変更がかならずしもハードの変更を伴わなくてもいい、と考える。それがそもそも、ソフトの意味である。

相手が機械であれば、それでも明確な答えになるかもしれない。しかし、神経系ではそこのところはどうなっているのか。

たとえば、日本語という体系が頭に入った人を考える。日本人はほとんどそうである。この日本人の脳は、すなわちハードとしての脳は、英語という言語体系が頭に入った人と、違うのかどうか。

子供にどちらを教えても、頭に入ることは、誰でも知っている。だから、子供の脳についていえば、一応その点には区別はない。もちろん、脳に人種差がないという保証もないから、それは別とする。

日本語が適当な時期にいったん頭に入るなら、もはや脳にある種の「構造」が確定するのか。もし、そういうことがあるとすれば、それは「文化」的には、大きな問題であろう。もし、そのようなハードの変化が、成人後には変更できないとすると、使用する言語によって、「考え方」に一定の差が生じる可能性もある。それを主張する人もあるが、「ハード」の変化が証明されたわけではない。

使用する言語体系が違えば、さまざまな点が違ってくることは常識だが、それが交換可能、変更可能であるのと、そうでないのとでは、実際上かなりの差を生じる。

いまのところ、脳が機能によって明確な差を個人的に示すことを、たとえば使用する言語というような水準で、形態的に証明することはできない。日本語使いと、英語使いの脳は、ハードの面で、このように違います、と指し示すことができないのである。

ただ、専門家でも意見が分かれると言ったのは、機能の変化が形態の変化と必然的に結びつくかどうかについては、形態学者と機能学者との間でも、あるいは専門分野を同じくする人たちの間でも、かならずしも意見が一致していないことを知ったからである。ただし私は、機能の変化と形態の変化とは、基本的にはかならず相伴うと考えるのだが。

私のような考え方をとれば、そもそもソフトとハードの区別は、生体ではあまり意味がないということになる。もちろん、電線に電流が通った前と後で、一体電線に変化があるかという意味でなら、機能は形態の変化を起こさない。しかし、もし電流が流れたとすれば、電線の両側では、はっきりした変化が生じている。たとえば、雲は放電し終わり、フランクリンは感電死しているかもしれない。

ソフトとハードということばは、右のような難点にもかかわらず、便利な用語でもある。機械というのは、生物と異なる点があって、たとえば、部品がたえず自動的に更新したり、こまかく変化したりしない。こういうものでは、ソフトとハードという区別は、たいへん便利である。

生物の作るものの中で、「組織」ということばは、ハードにもソフトにも使われる。生物学で言う組織は、ふつうはっきりしたハード、つまり物質的な存在だが、人間の作る組織は、ソフトと言ってよいであろう。

私は国立大学、つまり官僚「組織」に属している。ただし、「真の」官僚に言わせると、大学が官庁などと称するのは、とんでもないという。もっともそれは、官庁の縄バリを指して言ったのではなく（縄バリとしてなら、たとえば所管の官庁は、ただちに大学を、その傘下にあるものと認定するであろう）、官庁の風上にも置けないほど、内容がいい加減（官庁の基準に照らして）だ、と言っただけのことである。

この種の組織とは、どうもソフトを「ハード化」するために、生物が発明したものではないかと思われる。「判で押したような返事が返ってくる」とか、「杓子定規」というのは、その典型である。ソフトというのは、変更がきくからソフトなのだが、どうも組織というのは、そう思っていないところがあるらしい。この点は、ある種の生物の行動に、じつにそっくりである。

たとえば、ファーブルの『昆虫記』を読めば、こうした行動の典型を、いくらでも教えてもらえる。最近は、ファーブルが観察した程度の昆虫の生態を観察するにも、なかなか良い環境がなくなったから、ふつうの人が、そういうことを観察する機会は減ったらしい。

トックリバチというハチがいる。これは名前の通り、泥でトックリ形の巣を作る。このハチは巣を底から作りだし、順次上の方を作っていき、中に獲物を入れて、それに卵をうみつけ、最後に巣に蓋をする。

ファーブルは意地悪をして、作りかけの巣で、その底を抜いた。しかし、ハチはまったく動じるところなく、中味が地面に落ちてしまったのを意に介さず、最後まで巣を作る行動を続け、底のない巣に蓋をして飛び去った。

以前トックリバチの巣を野外で取ってきて、そっとしておいたら、春になって、オオハナノミが出てきた。これはハチに寄生する甲虫である。これも人間の組織では、時にあることのような気がする。

ソフトをハード化する利点というのは、世界中に官僚組織がこれだけ発達するところを見ると、とくに述べる必要はないであろう。むしろ、われわれには、ソフトは変更できるもの、という観念がないのではないか、と思いたくなるくらいである。

こうした「ソフトをハード化する」現象は、じつに扱いにくい。古典的な生物学では、巧みではあるが、修正の効かない、生まれつき固定した行動を、本能と称した。いったん出来上がった人間の組織が、生物の本能に似た行動様式をとるのは、しばしば観察される。これには、はっきりした生物学的な利点があるのだろうが、私はこういう行動に対して、年中腹を立てているので、客観的にそうした理由を考えるのがむずかしい。

ツカツクリというトリがいる。これは、枯葉の山をつくって、その中に卵をうみつける。枯葉は醱酵し、熱を発生するから、卵は温められる。ツカツクリのくちばしは温度計になっており、これを枯葉の山にさし込んで、温度を計る。熱すぎると、表面の葉を一部除いて、卵を涼しくしてやる。

哺乳類は、母親の子宮の中で子供を育てるから、こうした行動の必要がない。もしツカツクリの行動をソフトと考えるなら、哺乳類は、こうしたソフトの必要がないような、ハードを作りあげたのである。

ツカツクリの行動は、きわめて巧妙なものであるが、哺乳類から見れば、アホらしい努力とも言える。われわれには、卵の環境温度を調整する必要など、毛頭ないからである。

人間が作る組織が、きまりきった行動パタンを繰り返すのも、見方によれば安定と平和を導くものである。しかし、見方を変えれば、アホらしさのきわみでもあろう。もし、きまり切った行動パタンで片付くものであれば、それはおそらく、ハードで解決できる。ボタンを押せば、つねに特定の返事が返ってくるようにすれば、それで済むはずである。

考えてみれば、生物の進化も、一方ではそうして進んできたのかもしれない。パタン化した行動は、できるだけ、構造にとり込んでしまう。それは、現代のテクノロジーが、ロボットを作りあげるようなものだったであろう。文字どおり、ソフトのハード化である。

その前段階として、ソフトをまるでハードのようにしてしまう。ハードで代用できるくらい、カチカチに固める。そう考えると、官庁の杓子定規も、捨てたものではないのかもしれない。いずれ、ロボットが官僚を置き換える。そう考えれば済む。それまでの辛抱である。

ただ、たしかに、ヒトだけが、ソフトにせよハードにせよ、意識的に変更する自由度を付与されたらしい。それは、脳というおかしな構造の発達にある。脳は何をするものかといったら、トックリバチやツカツクリの例で見るとおり、もともとは「ソフトをハード化する」ための発明なのであろう。しかし、ヒトでは、その能力が本来の目的を超え、せっかくハード化したソフトを、また変更する能力まで、持たせることになった。

その能力も、所詮はお釈迦様の手のひらの上、という考えもないわけではないのだが。

4　技術と倫理

技術と倫理の関係について、基本的な見解がいくつかある。

まず、技術は中立だ、という意見。これがいちばん、古典的かつ正統的かもしれない。技術そのものに善悪はない。それを悪用するのは、悪用する方が悪い。

これは、二元論である。技術と倫理が、まったく別ものと見なされるからである。技術は厳として存在するが、つまりは石ころみたいなものである。これで漬け物を押すか、人の頭を殴るかは、使う人間の自由である。倫理はもちろん、石ころの方にではなく、人間の方に付着している。

技術者がこの考え方を主張したとする。その場合の動機の一つは、

「科学技術は悪だ」

という主張に対する反論である。これに対する反論は、論理的には、

「科学技術は善だ」

という主張になるのだが、これは公害問題以来、やや説得力に欠ける。したがって、一歩譲って、「中立だ」と言わなくてはならない。しかも、この方が、より客観的な印象をあたえる。

倫理と技術を分けて考えるのは、まさしく「分別」である。こうした二元的「分別」の都合良さは、科学者は倫理に口を出さずに済み、道徳家は、科学技術そのものに口を出さずに済むことである。

「おかさず、おかされず」

たがいに、分を守ることが可能になることが、「分別」の最大の利点である。

もちろん、このやり方に、弱点も多い。この種の分別が、ひどい目にあわされたのは、大学紛争である。大学は、政治的に中立でなくてはならない。そういう論拠で、大学は学内の政治活動を禁止していた。つまり、政治と学問を「分別」していたのである。大学が政治に対して、第三者である間は、モメはしたが、これでも、なんとかなった。ところが、大学内部の問題について、具体的に「政治的」対立が生じたら、どうにもならなくなってしまった。「政治的活動の禁止」、つまり中立せよという命令が、あろうことか、弾圧になってしまったのである。禁止の対象が、考えてみれば大学での生活上の要求だったからである。

この種の二元論的分別が、なんとなくウサン臭くなるのは、物事がまずくなり始めたのに、誰も責任を取らないし、誰が責任を持つのか、それがはっきりしない状況である。そうなると、せっかくの分別が逆に作用して、分を守るのではなく、責任逃れをしていると思われてしまう。この種の状況は、なんらかの紛争を経験された方には説明の必要もないであろう。

具合の悪いことに、科学技術は、つねに新しい状況を用意し、したがって、この種の状況を現出しやすい。

技術と倫理に関して、また別の見方は、

「倫理は技術だ」

というものである。こう主張するひとも、ちゃんといる。坂本百大氏は、

「倫理は社会調整技術」

であると規定する。

「道徳は便宜の異名だ」

と芥川は書いたが、これも類似の見方かもしれない。

これならもちろん、一元論である。技術の中に倫理を包括してしまう。たとえば、ごくわかりやすく、

「他人に迷惑をかけない」

という「技術」に、倫理を絞り込んでしまう。これでも、ほぼ間に合うような気もする。公害などは、早い話が典型的なハタ迷惑だから、技術で片づける。

他人に迷惑をかけないというのは、なかなか興味深い倫理基準である。これは、

「己の欲せざるところを、他に施すことなかれ」

ともすこし違う。こちらは、すくなくとも自分だけで守ることができる。しかも、自分が嫌なことは、たしかに自分でわかる。しかし、他人の迷惑は、気づかぬことも多い。所詮他人のことではないか。だから、「他人に迷惑をかけない」ためには、周囲の状況を十分に理解しなくてはならない。人間性の理解と、状況の客観的把握の必要性が、そこに生じる。

知らずに他人に迷惑をかけることは、つねにあり得る。状況の完全な把握は、不可能だからである。むしろ、それが前提だと言っていいかもしれない。だから、そのたびに、謝らなくてはならない。一方、相手は、済んだことを水に流す。それで、日本人はすぐ謝るのではないか。

よその土地では、周囲の状況は、わからない。わからないのはやはり前提だから、他人に迷惑がかかっても、とりあえずやむを得ない。迷惑なら、何か言ってくるだろう。そう考えると、こうした場合の、いわゆる日本人の行動特性が、なんとなく理解できるような気がする。

倫理は技術だという一元論は、いささか理論的統一を急いだ感が、ないでもない。そんなことはないと反論されれば、こちらも頑張るつもりはないが、誰かがひどく怒り出しそうでもある。その誰かを説得する技術が、さらに面倒くさそうである。

つぎの意見は、素直に表現するなら、

「技術は倫理を生む」

というものであろう。これは、現代では、もっとも通りのいい意見ではないか。これには、二面がある。第一の面は、技術の内部で起こる話である。

「光通信の父」、東北大学（当時）の西澤潤一氏の本を読んでいると、実践道徳の本かと錯覚する。人間に対して、態度がきわめて明快である。良否の判断が、はっきりしている。学問の持つ、あるウサン臭さが欠けている。研究室の日常における倫理は、きわめて明瞭である。ああいうのはダメ。こういうのもダメ。しかも、科学技術であるから、結果に曖昧さがない。実践道徳が発達するためには、これはたいへん優れた基盤である。

西澤氏の本は、倫理の本として読める。文科的な倫理がどういうものか、私ははっきり知らないのだが、理科的な倫理とは、こういうものであるらしい。

ロボット工学者、森政弘氏の書物は、こんどは坊さんの道徳書のごとくである。

「丈夫な機械を作ると、人間が壊れる」

などというのは、至言である。つまり、研究室で、丈夫な機械を使っていると、機械の扱いが荒くなる。それに慣れると、一体に機械の扱いが荒い人間ばかりができて、はなはだ具合が悪い。この手の名言が、森氏の本に多く含まれる。

こうして、技術の内部から、「倫理」のごときものが生まれる。これは、実践のための倫理であり、そこではまさに、知行合一である。

もう一つの面は、外部に対する技術の影響である。バイオエシックスは、その典型である。ここでは、右で読んだ場合のように、内部すなわち医学・生物学の実験室から、実践倫理が生まれるわけではない。しかし、そこで生まれた技術が、人間の側の倫理の再考を、強力に要請する。これが今日ただいま、たいへん問題になっているのは、ご存知のとおりである。

試験管ベビー、人工妊娠中絶、安楽死、脳死、遺伝子操作、臓器移植などについてさまざまな論争がある。そこでは絶えず、倫理が要請されるのだが、もちろん、それは、病気なら医者が必要という意味での要請であって、倫理はいわば、医者の役割を期待されているらしい。

現代の科学技術が、工学のレベルでは、一見きわめて健康的に見える実践道徳を生み、医学の方では、いわば病気のような状態を生む理由は何か。「物」と「ヒト」の違いだ、と言ってしまえば、それまでのことだが、自然科学がそもそもの初めから持っていた、対象依存性が、ここで露呈したと言えないこともない。

自然科学は、もともと、それをやっている「ヒト」の方を、無視することになっている。対象から真実をとり出す。しかし、対象がヒトである医学では、いささか困ったことが起こる。やっている方のヒトを無視できない。きわめて「実験的」な治療をした挙句、患者さんが死んでしまうと、治療した方の医者が、責任を問われる。

ここで、患者がヒトだから問題になると言えば、素直な言い方だが、それだけではない。医者が介在しなければ、問題はないからである。早い話が、勝手に治療法を開発し、自分で自分に応用し、失敗して死ねば、患者の自殺ということになる。治療といえば、医者のすること、と反射的に思うのは、管理社会に住み慣れたせいである。

医者がそこに存在すれば、医者にむろん責任がある。その点は、しかし、もともと科学の外なのである。だから、科学は、構ってくれない。そこで、別の医者、つまり倫理が呼び出される。

しかし、いきなり呼び出されても、倫理が困るであろう。いままで診察したことがない患者を、いきなり診させられたようなものである。やむを得ず、ほんとうの医者を含め、多くの人を集めて、どうしたらいいか、相談する。ということは、やはりここでは、倫理が存在していないのである。ないものを呼び出そうとしても、それは無理である。

こうした医学・生物学の倫理は、どうなるであろうか。私は予言者ではない。しかし、論理的には、問題になりそうな、若干の基本点を指摘できる。

第一は、倫理の基準である。遺伝子操作にしても、人工妊娠中絶にしても、高度救急医療の配分法にしても、そこにはなんらかの秤量が入ってくる。こうした秤量というのは、外部の枠組みに依存する。飢えの時代には、食料がなにより優先する。そういう時代にも、自由の方が優先すると考える人はいるかもしれないが、それは論理的可能性であって、おそらく事実にはならない。戦後のように、徹底的に腹をすかせてみれば、それがわかる。

こうした枠組みは、当然、その時々の条件に依存する。したがって、一義的には決定されない。ゆえに、平時に議論しても、完全な答えは出そうもない。非常時には、すぐ答えが出るかもしれないが、その答えに万古不易の一般性があるという保証は、まったくない。

第二の点は、技術がつねに、現実を変更する可能性を持つことである。これが第一の点いってもよいが、予想がつかない状況で、何か考えろといってもよい、無理な話である。そこが科学技術に関する倫理の、最大の難点である。つねに、オープンな系としての倫理でなくてはならない。しかし、倫理は、その本性からして、閉じた体系である必要があるような気がする。

個人の好みから言えば、私は、「人間以上」を考えるのを好む。もちろん、技術によって、ヒトがそれを創る。これは一種の矛盾だが、それはいい。そういう「超人」ができたとする。それに一切をあずける。それが、私の考える解決である。

ヒトが神を演じるのには、つねに抵抗がある。かならず、いけない、というヒトがある。不遜だと言う。ヒトは神ではない。しかし、ヒトが神を創るなら、どうであろうか。

ヒトは昔から神を創ってきた。それが現実に転化したからといって、いまさら、ビックリしても始まらない。科学技術は、これまでにも、想像上の存在を、なんとか現実化してきたではないか。

誤解の解剖学

1　誤解の解剖学

世の中には、誤解がつきものである。

私は解剖学を専攻して二十年になるが、面倒な誤解にはもうなるべく口を出さぬことにしている。誤解を解こうとして説明しているうちに、話がどんどん長くなるからである。話が長くなると、聞く方も大変だろうが、話す方も大変である。そのうち、話の筋がおたがいにわからなくなる。それでも、長い時間話をした分だけ相手と親しくなるからいいようなものだが、その調子で知り合いをふやすと、妙なことになる。

第一に、徹底的に物事を誤解しているのではないか、という型の人がある。こういう人には、とくに長い間、説明の必要がある。長時間説明してみて、あとで気付く。どう考えても相手がおかしい。そういう人は、

「なかなか先生のように懇切ていねいに話してくださる方はありません」

などと言う。

どうしても、なつかれる。なつかれてしまえばそれまでである。わが国の慣習として、知人にはいろいろ便宜を計らざるを得ない。

第二に、機嫌が悪くなる人がある。説明がどこか具合が悪かったのだが、どこだかわからない。

こういう事故を避けるには、遠まわしに話すほかはない。顔色を見ながら、用心して話す。やはり話が長くなる。とうぜん話の筋があいまいになる。

「あの先生の話は何だかよくわからん」

と不評を買う。

したがって、私の話は好不評あいなかばする。第一の型の人にはおおむね好評である。そうかといって、相手を考えれば、どっちにしても得にはならない。

誤解そのものにも、いろいろ型がある。

第一の型は無知から生じる。これは年中わたしも経験するからよくわかっている。教師は第一型に遭遇する頻度が高い。だから学生は授業料を払って勉強する。個々の例についてはこれからゆっくり検討することにする。

第二の型は、誤った判断から生じる。自分がそうだから、他人もそうだ、と思い込む。自己を基準にして他人を判断する型である。

「人を見たらドロボウと思え」

というのは、泥棒の第一課である。この辺になると、誤解かどうか、判然としない。

専門家どうしの誤解には、これが多い。自分の分野のことを頭において話をする。どうもおたがい話が通じにくい。

私の奉職する大学には、十学部ある。それぞれの学部から委員が出て、何かを決めようとしていろいろ論議する。第二型の誤解が起こる。おたがいわかりあったころには委員の任期が終わる。何のために集まったかわからない。よく大学の制度が悪い、だから能率が悪いという人があるが、ああいう委員会はじつは教育機関である。大学の先生は偉くて、もう教えてくれる人がいないから、おたがいに教育するしかない。それでひまを潰す。

第三の型は論理の狂いに起因する。これは検討がむずかしい。なかでも相当にもっともなものを逆理逆説と言う。ツェノンの逆理、ラッセルの逆理などというのがある。ゲーデル－ロサの不完全性定理というのもある。この辺になると、私の状態がすでに誤解か理解かわからない。こういう状態を一知半解という。この表現も、よく考えてみると、何のことやら判然としない。それ自身、一知半解である。

先日、となりの小学生が親に折檻されていた。理由を聞くともっともである。六百を六で割る計算ができない。だから、親が怒る。当人に尋ねてみると、零の中には、六はない、と言う。だから、零は六では割れない、と頑張る。ゆえに、六百は六では割れぬ。

ひととおり筋は通っている。

数学では困ることが多い。2AからAを引くと2だ、と頑張るのがいる。これも、どこが間違っているか、説得に苦労する。国語としては間違っていないが、算数としては間違っている、などと苦しまぎれの説明をする。

第一、二、三型が重なる複合型も多い。いろいろ重なって、徹底的にどうしようもない場合には、世間ではみじかく「バカ」と表現する。

私自身も、世間一般の出来事にまき込まれるとすぐ複合型の誤解を引き起こす。だから、「大学の教師はバカだ」と言われる。大学を代表するのは光栄だが、この表現は一般化のし過ぎだ、とも思う。

ところで、解剖学という専門から見れば、世間にはいろいろ誤解もある。これからそれをゆっくり検討してみたい、と思う。

2　対応関係

ふつうの人は、人体の構造についてあまり深く考えないのではないか、と思う。病気になれば、医者に修理を頼む。どこがどうなったから具合が悪くなったのか、医者が適当に教えてくれる。健康なら、その医者も必要がない。

自分の身体に対する態度も、こういうところはテレビに対する態度とさして変わらない。中の機構がどうなっているか、そんなことはわからんでよろしい、と割り切っている。画像がきちんと映ってさえいれば、故障がない証拠である。映らなければ、電気屋を呼ぶ。映りが悪いと、蹴とばしてみたりする。病気の素人療法もややこれに似たところがある。むやみに薬を飲んでみる。効いた効いた、と言うが、飲まなくても癒ったかもしれぬ、とは思わない。

そもそもそれについて考えないのだから、人体の構造を誤解するはずがない。大体誤解する機会がない。

それでも、まったく誤解の例がないわけではない。

私の経験上、いちばん頻度の高い誤解は、母体と胎児の結合関係に関するものである。母親のヘソと胎児のヘソとが、どういう風につながっている、と相当数の女性が考えている。思いがけぬ人がそう思っているから、いわゆる「教養」の有無は、この誤解と直接関係はない。具体的にどうつながると思っているのか、よくわからない。五つ子なら、母親のヘソの裏側から臍帯が五本出て、それぞれの子供につながっている、という見事なイメージになる。本人たちがそう思っているかどうか、はっきりたしかめたことはない。

「母親のヘソと胎児のヘソがつながっていると思っている人があるが」

と看護学校の講義で冒頭に述べると、

「エッ、違うんですか」

と反応する生徒が、毎年かならずある。したがって、この誤解が年々再生産され、新しい世代に受け継がれていくらしい、とわかる。男はこういうことを考えないらしく、この種の誤解に出会ったことがない。知っていればきちんと知っているし、知らなければ、ヘソどうしのつながりなど、思いつきもしないのであろう。

もちろん、母親のヘソは胎児の頃の臍帯の名残りである。胎児の臍帯は、母親のヘソではなく、胎盤に結合している。胎盤は子宮壁に付着する。

胎盤とは、「胚の器官または組織と、母体の組織とが緊密な接触を保ち、生理的な相互作用を行う場合、両者の組織の複合構造を言う」、と定義される。この定義はモスマンという碩学によるもので、それを私は友人から教わったのである。こういうものは、やはり骨董などと同じように、長年の風雪に耐えたものがよろしい。

右の誤解は、胎盤という概念がそもそもの初めから欠如しているために生じるらしい。こういう誤解を撲滅することが、人類の福祉につながるかどうか、私は自信がない。月の上でのウサギの餅つきと同じである。胎児とじかに手をつなぐわけにいかないとすれば、ヘソどうしでつながる仲というのも、胎盤という厳密な自然科学的概念でつながるのにくらべたら、母と子供の関係としては悪くないようにも思う。

ヘソというのは、妙にとりとめのない構造である。それを何とか合理化しようとするから、誤解が生じるのかもしれない。ヘソの裏側はどうなっているか。表に合わせて、同じような凹凸があるのか。そういう疑問を考えれば、際限はない。

一方、ヘソがないと、こんどは腹がなんとなくとりとめがない。だから、カエルにヘソがないのが目立つ。カエルの絵を描く。ついヘソを付けようとして思わず気を取り直す。そんなことがありそうな気がする。

カエルにヘソがないことはたいていの人が知っているが、しからばニワトリはどうか。ニワトリの胚には、臍帯にあたるものがあるから、ヘソがあっても不思議ではない。

ヒトにはヘソがあり、カエルにはヘソがなく、ニワトリではどうだかよくわからぬ、というのは、一般化すれば、動物間における構造の対応関係の問題である。この種の問題こそ、じつは比較解剖学の中心的課題である。この学問分野は、結局、さまざまな動物間での構造の対応関係を考えるのに終始していると言ってよいのである。

3　進化

ヒトにはヘソがある。カエルにはない。ニワトリでは不分明である。これがどうして対応関係の問題か。

カエルは御承知のように両生類に属する。進化を考えれば、この型の動物は人間より出現が古い。とすると、ヘソは両生類型の動物が哺乳類型の動物に進化する過程のどこかで出現したに違いない。

いくらとりとめないからといって、何もないところからいきなりヘソができたはずがない。さかのぼれば、カエルもヒトも同じ祖先に発するから、そこからたどれば、ヘソが出現する基盤が見つかるに違いない。たぶん両生類型動物の胚でお腹の周辺がくびれ、哺乳類のヘソが生じたのであろう。具体的にこの問題を考えるには、両生類や哺乳類の発生を比較する必要がある。そうすれば、カエル型動物のどこが変化して哺乳類のヘソが出来たか、頭の中では、その筋道をある程度たどることができよう。それができれば、ヘソという構造と両生類の腹との対応がつかめることになる。

カエルやサカナがいきなりヒトになるわけがない。ただ、どの動物でも、個体の始まりは丸い小さな細胞、つまり受精卵である。この小さな丸い粒が親に変わる、という大変化が、個体が生じるたびに生じている。それを考えたら、長い年月を経てその過程自身が次第に移り変わって、卵がサカナになる代わりに、ヒトになるように変わってもそれほど不思議はない。

進化についてブツブツ文句を言う人もあるが、その場合、「進化論」と「実際の進化」を混同していることも多い。論がどうあれ、生物がある歴史的過程をたどって、現在の人間に至ったことは、さまざまの証拠からおそらく間違いない。比較解剖学の問題は、その過程にどんな論理や法則が働いたか（進化論）ではない。その過程が事実どう経過したか、である。

十九世紀の西洋人は、森羅万象を貫く簡潔な一般法則を求めた。マルクスもフロイトもダーウィンも、法則の存在を当然の前提としていた、と思う。しかし、人間、ある程度の年齢になれば、森羅万象がなかなか「法則」でくれるようなものでないことは、よく知っているはずである。十九世紀の西洋人がたぶん変わり者だったのである。自分の周囲を動かすものが経済法則のみだとは誰も思わないし、自分の気持ちがすべて性に還元するとも思わないであろう。まして生き物の歴史を一言にして要約できるはずもない。万有の真相は一言にして尽く、と考えるのは十八歳の若者で、その真相もつまりは「曰く不可解」である。

ところで、理屈を言えば、過去の出来事が確実に再現できるはずがない。それなら、進化の過程について何を言おうと、所詮「非科学的」な「お話」ではないか。

きちんと教育を受けた生物学者は、こう考える。私は教育が悪かったから、そう考えない。そもそも人間の頭は、与えられたものである。それを存分に使うのも生きることの一つであって、遠い過去に事実何が起こったかを探究するのは、人間のもっとも人間らしい行為を象徴する。進化過程の追求が科学になるかならぬか、それは知らない。単に定義の問題に過ぎないからである。

たとえば、ヘソがどのように発生してきたかを考えるには、現在の生物学では無視されがちな人間の能力、つまり想像力が必要である。「お話」を作るのだから、当然である。想像力が必要な証拠に、比較解剖学には時々嘘のような話が現われる。

十九世紀の初め、解剖学者ライヘルトがある説を述べた。哺乳類の中耳にある三つの小さな骨、すなわち耳小骨、の最初の二つであるツチ骨とキヌタ骨間の関節は、爬虫類では顎の関節に相当する、という。ライヘルトはダーウィンの進化論以前の人である。

進化を考慮すれば、これはかなり眉つばものの話である。どういうわけで顎の関節が耳の中に入ってしまったのか。爬虫類型の動物が哺乳類へと進化する過程で、肝心の動物は物をどうやって食べていたのか。ライヘルト説を素直に聞けば、誰だってそういう疑問を起こす。この説は、十九世紀末には、「幻想の構築物」と批判された。

4　誤解からの創造

以前は、つまり十九世紀末に進化説が確立する以前には、動物の体にはある基本設計があると解剖学者は考えた。すべての動物はその設計図にしたがって組み立てられている。もちろん、設計をした犯人は、名指しで言わないにしても、とうぜん「神様」だった。

極端な人、あるいは素直な人と言いかえてもいいが、万有の真相を一言で尽したい人たちは、脊椎動物から無脊椎動物に至るまで、体のつくりは当然この基礎計画に従っているに違いないと信じた。そこからいろいろ奇妙な考えが発生する。

たとえば、脊椎動物は内骨格、昆虫は外骨格を持つ、と今でもときに言う。その本来の意味は、両者に共通する統一的な骨格系が存在する、というものである。それは根源的、本質的な系である。ゆえに、昆虫の場合、いわば脊椎動物で言う骨の中に、内臓その他がある。つまり、昆虫の殻は骨であり、筋肉や内臓は骨の内部に位置する。たとえば、昆虫の脚は肋骨に相当する。脊椎動物の場合には、逆に筋肉や内臓が骨の外部に位置するだけのことである。

さらに昆虫と脊椎動物を比べたら、昆虫では消化管は神経系の背側にあり、脊椎動物では腹側にある。ゆえに、脊椎動物は昆虫が腹を上にして歩く形と考えたらよろしい。そうすれば、昆虫と脊椎動物の体の基本構成に対応関係が成り立つ。

昔の科学者も、物を考えるときは真剣に考えた。いまの常識に反するからといって、あらゆる動物の構造を統一的に理解しようというこうした考え方を笑えない。それが事実有効だったことは、比較解剖学の歴史が示す。解剖学者たちは、進化という概念なしに、あるいはそれに反対しつつ、結果的に進化を証明し、進化説の支えとなるような事実をつぎつぎ発見した。先のライヘルト説もその一つと言ってよい。

以上のような前提を理解すれば、ライヘルトの考えの由来はすでに明らかであろう。爬虫類にしても哺乳類にしても、その体の基本構成は同じである。それなら、爬虫類で余分に存在し、顎の関節を造っている二つの骨は、哺乳類にも対応する骨があってよい。それは、哺乳類の中耳のみに存在するツチ骨とキヌタ骨ではないか。すなわち、当時の解剖学者は、対応関係の存在を仮定することにより、進化という概念なしで、多くの生物の構造のいわゆる相同性を考えることができたのである。もちろん、進化論以降には、相同器官とは、外見上の異同にかかわらず、要するにその起源を同じくする構造だと考えられるようになった。

進化論以後、ライヘルト説を丁寧に論証したのは、ドイツの解剖学者ガウプである（本書二六一頁以降参照）。ガウプは二十世紀初め、魚類、両生類、爬虫類、鳥類、哺乳類の胎児と成体について、耳周辺の構造を徹底的に比較した。当時決して数の多くなかった化石も材料に利用している。その結果、ライヘルトの述べた対応関係だけでなく、耳の周辺の複数の骨の相同関係をあらためて明らかにした。その論文は四百頁を超える大部のもので、ガウプ以降、ライヘルト説を誤りとする人はまずなくなった。なぜなら、ガウプ以上に状況証拠を積み上げる暇が以来他の人にはないからで、そうかといって状況証拠以外にはこの説の証明法も反証法も、とりあえずないからである。

比較解剖学では、古典的な業績のかなりの部分が、現代から見れば、誤解に始まっている。たとえば、専門的には、相同性の定義くらい面倒なものはない。それは、進化論以前から相同という概念があったからで、進化とは無関係に生じた考えを含むのである。

キュヴィエやオウェンのような偉い比較解剖学者が進化論に反対したことはよく知られて

いる。しかし、その理由が判然と理解されているとは思えない。誤解の歴史はあまり書かれないからである。正解の科学史は楽天的な歴史であり、読んで安心な歴史である。後世は常にそこに現代の正統性を読みとる。しかし、誤解の歴史が、ほんとうは人間の歴史だろうと私は思う。われわれもまた、それ以上の誤解を平気でおかしているに違いないのである。「知らぬが仏」とは有難いことである。

Ⅲ　時間

ゲーテ『ファウスト』の今日の意味

『ファウスト』における時間

私に与えられた主題は、ゲーテの『ファウスト』である。心の底から言いたいと思うことだけを言え。そうすれば、文を飾る必要などさらにない。ゲーテは、そう教えた。

「人の心に働きかけるには、
心から出たものでなくちゃならない(1)」

のである。その意味では、ゲーテの作品を論じることは、無益である。そういう人が素直に書いたものについては、いかなる意味でも、論評の必要はない。すべては、作品を読むことに尽きる。

というのは、もちろんたてまえである。プロテウスやらスフィンクスやら、ターレスにアナクサゴラス、はてはパラケルススの記す「最高、最大の秘密」である人造人間ホムンクルスまで現われ、意味深長、象徴的な会話をかわすむやみに長い芝居を、いまどき注釈なしで読めといっても、なかなかその気にはならない。そうかといって、丁寧に注釈すれば今度は、それだけで一生が終わりかねない。実務家からすれば、書物などは、たかが焚きつけ、学者は土に埋めてしまえ、という気持ちになるのも、わからないではない。

悪いことに、『ファウスト』は、戯曲の形をとる。台辞はおおむね韻文である。こういうものの解説は、つねに間が抜ける。なぜなら、韻文は音声言語の典型だから、声を出して読まなければ仕様もない。シェイクスピアの戯曲と同じである。この台辞も、耳で聞けば美しい。しかし、紙に書かれた台辞を黙読しても、その美しさに、たいていの人は気づきようもない。

しかも、遺憾ながら、われわれはドイツ語や英語を聞いて育ったわけではない。いかなる名優がファウストの独白を朗読したところで、わからぬものはわからぬ。「唐人の寝言」とは、このことである。ゲーテは『ファウスト』の一部を、しばしば朗読して人に聞かせている。いくぶん御世辞があったにしても、ゲーテの朗読は、たいへん評判が良かった。それが、『ファウスト』の本来の読み方のはずである。

能つまり謡や、歌舞伎でもそうだが、あの台辞をだれが解説するのか。ふつう、そんな野暮なことはしない。あれは繰り返し耳で聞いて覚える。そのうち体でわかってくる。言語表現の理解について言えば、視覚言語と音声言語では、いわば頭と心という違いがある。私は、ただし、音声言語が言語の本来だ、という考えを奉じているわけではない。音声の方が古いといえば、本居宣長に相談するまでもなく、わが国ではその通りだろうが、古い方を正統だとするのは、元来便宜の問題にすぎない。自然科学なら、たいていの場合、古いほど臆説が多いではないか。

そうはいうものの、このいそがしい世の中で、原文を朗読せよ、などと言っても始まらない。幸い書物には、演劇と違って、好きなときに勝手な場所で読める、という利点がある。聴覚を用いず、視覚による『ファウスト』を論じるよりあるまい。

ゲーテという天才の作品は、いわば玉虫色である。論じようとすれば、誤解曲解を含め、いかようにも論じられる。あるとき、私が『ファウスト』の新しい解釈を試みたとき、先輩はそう断言した。私の『ファウスト』論は碁将棋でいう、「勝手読み」である。自分に都合のいいようにしか、手を読まない。もっとも、「勝手読み」でもともかく、読むだけの労力は必要である。

私達の世代は、『ファウスト』を手塚治虫版で読んだ。同じ版に、ほかにドストエフスキーの『罪と罰』もあった。両方の登場人物が、私の頭の中でなんとなく類似し、相関してしまったのは、手塚氏の漫画という手法のためであろう。

お茶の水博士も、ファウストに見えぬこともない。われらのファウスト、お茶の水博士は、現代のホムンクルス、鉄腕アトムの育ての親である。この漫画には、メフィストフェレスもまた、絶えず姿を変えて登場する。私は、天馬博士こそメフィストフェレスの仮の姿ではないかと、以前から疑っている。

大学生が漫画を読むのを、議論の余地なく馬鹿げた行為、と断ずる人がいることを知らぬわけではないが、そもそもこうして、教師が熟読するのだから仕方あるまい。漫画になるくらいだから、ここでわざわざ論じなくても、『ファウスト』の現代的意義は、いまでは子供でも知っている。ただ、『新潮45』(この論の初出。一九八六年二月)の編集部は、その辺はよくわかっていないらしい。あまり漫画は読まないのであろう。

『ファウスト』の主題を、私は「時間」だと考えている。これが「勝手読み」の勝手読みたる所以だが、それはよく承知している。作品の解釈で厄介なのは、著者の意図である。たとえ原稿料稼ぎにしても、ともかく意図がなければ、そもそも作品が成立しない。しかし、物事の結果が、本人の意図と食い違うことは、どこにでもある。書物を書くのは一人の著者だが、読者は不特定多数である。どう読まれるか、わかったものではない。

ゲーテにしても、まさか極東の島国で、没後百五十年、自分のことが、おかしな風に論じられるとは、思ってはいなかったであろう。ゲーテが自分で「時」を主題だと意識して、『ファウスト』を書いたとは、私も思っていない。ただ、この作品の中には、いくつかの「時」が表現される。それはいずれも、現代のわれわれにとって看過できない意味を持つ。そう私は考えているのである。

『ファウスト』にまず表われる第一の「時」は、それが書かれた時代である。古典は、時代を超越する。それがたてまえである。だからといって、作品が、時代の文化に無関係でありうるはずがない。いかなる文化もそれに固有の「時」を持つ。むしろ、文化とは、固有の「時」を定めるものである。それはたとえば暦を定め、人生の節目を定め、日常の「間」を定める。その時代の古典たるべきものは、そうした「時」を見事に表わす。

第二の「時」は、人の一生である。『ファウスト』は、一時期に完成したものではなく、二十代から八十代に至る生涯の間、ゲーテはこれを断続的に書き続けた。八十一歳を過ぎたとき、一応の完成を見たので、ゲーテは原稿を綴じて封印してしまった。もういじりたくなかったらしい（気持ちはよくわかるが、結局は井伏鱒二氏のように、少しいじった）。したがって、『ファウスト』は、まとまった一冊の書物というより、詩人ゲーテの、生涯の創作活動の集大成である。

さらに、作品が著者の一生にわたるばかりでなく、主人公のファウスト自身が、作品の中で、二十代から百歳に至る時を経る。こうして、人生という「時」は、『ファウスト』という作品に、二重に、複雑に投影されることになる。

第三の「時」は、瞬間から永遠に至る、純粋の「時」である。哲学的な時間と言ってもよい。見ようによって、『ファウスト』は、この「時」をめぐる物語でもある。

第一部の初めに、ファウストはメフィストフェレスと契約する。

「では約束したぞ。
私がある瞬間に対して、留まれ、といったら、
お前はいかにも美しい、といったら、
もう君は私を縛りあげてもよい、
もう私はよろこんで滅びよう。
もう葬《とむら》いの鐘が鳴るがいい、
もう君のしもべの勤めも終りだ。
時計はとまり、針も落ちるがいい、
私の一生は終りを告げるのだ」

そして、『ファウスト』全篇の結末の台辞は、たいへんよく知られている。

「永遠なる女性は
われらを引きて昇らしむ」

ここでは永遠という時が、女性と並列して置かれている。もちろん、女性に力点を置くのは御自由である。

「理屈と膏薬は何処にでも付く」と言うが、こういうわけで、その積もりで見れば、「時」という主題は、著者が意識したか否かにかかわらず、『ファウスト』全体を貫くように思われるのである。

第一の時——時代

『ファウスト博士』は、いささかまぎらわしいが、トーマス・マン最後の長編である。ゲーテの『ファウスト』と違って、べつに、ファウスト博士が、どこに出てくるというわけではない。しかし、ファウスト伝説が下敷きだから、こういう表題になった。

ファウスト伝説は、十五、六世紀の魔術師、つまりいまで言えば自然科学者、ドクトル・ファウストの物語である。これが実在の人物と、どの程度関係があるかはともかく、ゲーテの『ファウスト』以前に出版、劇化されたファウスト伝説がいくつかあって、ゲーテの『ファウスト』は、いわばその決定版となっている。

マンの『ファウスト博士』の方は、頭痛がするほど、うっとうしい悲劇だが、そうなったのが、ゲーテの故とも思えない。ゲーテの『ファウスト』は、はるかに明るい、幸福な結末の物語である。これには時代がある。マンは、ナチの時代を借りて、かれのファウストを書いた。その背景を思えば、二つの物語の雰囲気は、よく二つの時代を表現している。

ゲーテの頃から、ドイツでは、科学論文はラテン語ではなく、ドイツ語で書かれるようになる。しかし、いま(一九八六年)から十年ほど前から、ドイツの科学論文は、もはやほとんど、英語で書かれるようになってしまった。その間約二百年、一つの独自な文化が栄え、衰退する時間として、これはほど良い年数であるのかもしれない。そしてまた、ゲーテの時代は、ドイツ国民にとっても、はなはだ幸福な時代であったかもしれない。マンの『ファウスト博士』は、それを裏側から物語り、ゲーテの『ファウスト』が、それを率直に示す。『ファウスト』執筆の背景となる、ゲーテの時代は、十八世紀後半から十九世紀初頭である。この時代は、科学史では注目すべき時代である。ゲーテが、錬金術師ファウストをとり上げたのも、偶然とは思われない。自然科学は、この時期以降、だしぬけに、極端に、おそらくは異常に、ふくらみ始める。

われわれは、西洋文明が明治の頃に流入した、と表現しがちだが、むしろこの時期に流入したのは、西洋の十九世紀だと言うべきであろう。西洋は、それ以前にも流入しているからである。十九世紀は、さまざまな点で、きわめて極端な時代であり、その極端さが、マルクス、フロイト、ダーウィンを生み、われわれの伝統的生活を変え、やがて二つの大戦を引き起こし、現代の自然科学を導いた。

ここでは、世界は「時」の関節が外れた如くである。生活は急速なテンポで進み始め、伝統的な暮らしは、次第に失われる。その背後にあるのは、伝統的な、つまり文化に固有な「時」の消失である。タガが外れた「時」は、この頃から、いさい構わず、急激に進み出したように思われる。

ゲーテの時代は、その寸前の時代、それを予感する時代である。時代の「時」を狂わせるものは何か。それはおそらく思想である。ゲーテという人物、そしてかれが生涯をかけた『ファウスト』という作品の中に、私は、時の無制限な進行をもたらすべき思想を、引き留めようとする型の思考を認める。それと同時に、必然として「時」の急激な進行を導くはずの、それとは矛盾した思考もまた、かれの中に、認めざるを得ない。それは、たとえばゲーテの解剖学に関する思考の中に、如実に表現される。これについては、後に述べる。

こうして、『ファウスト』はまず、ゲーテの生きた時代という「時」を表わす。その「時」は、ゲーテの時代に留まるものではなく、ドイツ国民の幸不幸とともに、現在のわれわれの幸不幸に関わっているのである。

第二の時――人生

『ファウスト』における第二の「時」は、老年と若年である。われわれは、時間の単位を物理的時間に置いて、平然としているが、時間の単位というのは、ご存知のように、メートル法と同じで、単なる取り決めに過ぎない。

他方、人生という時の単位は、同じ自然が与えたものにしても、人間の時の尺度として、たいへん便利なものである。人間、嫌でも、死ぬまでが一単位である。これぱかりは、当分変わらない。それを適宜分割して、老だの、中だの、若だのという。これから老年が増えることを考えれば、八十歳にして、なおカクシャクとしていたゲーテ老の言い分を聞いてみることも、意味深いことかもしれない。

『ファウスト』の特異な点は、一人の作家が、異なった年代に書いたものが、一冊の書物にまとまっていることである。しかも、各部分は、比較的独立しているが、全体として一つのファウスト伝説を構成する。

エッカーマンが言うように、

「結局のところ、アウエルバッハの穴蔵も、魔女の厨《くりや》も、ブロッケン山も、国会も、仮装舞踏会も、紙幣も、実験室も、古典的ヴァルプルギスの夜も、またヘーレナなども、みんなそれだけで独立した小世界であり、それだけでまとまっており、たとえおたがいに影響しあうことはあっても、おたがいにほとんど関係がない」（『ゲーテとの対話』）とも言えるのである。

第一部では、ファウストはすでに老年で登場し、メフィストフェレスの力によって、青春に戻る。この若いファウストは、人生を遍歴しながら、作品の中でも老いていき、最後に百歳に達する。第一部が完成するのは、作者が中年のときであり、書斎の場面では、それがよく感じられるように思う。

書物というのは、著者の年代と、読者の年代が一致するときに、ふつういちばん読み易い。右のような『ファウスト』の成立過程を考えると、この書物は、いわば万人向きのはずなのである。それと同時に、全体を通観するなら、だれにも向かないとも言える。『ファウスト』を、どの年代の作品と決めつけるわけにもいかないからである。

ゲーテは、ファウスト第二部の構想は、きわめて古いものだと言う。約半世紀の間、練り上げてきた。しかし、実際にまとめあげたのは、八十歳を過ぎた頃である。

西洋人は、こういう点では、相当にしつこい。自然科学の分野でも、五十年くらい置いて、同じ主題を再度とりあげる人がある。こういう人を私は尊敬するが、同時に、これには理解を絶するところがある。適当な時期に、他人にまかせるか、水に流してしまった方が、楽ではないか。もっとも、現代では、栄養が良くなったから、日本人にも、こういうしつこい人は、いくらか増えるかもしれない。

第二部は、老年の作であることは、内容からもわかる。読み手にとって予備知識が必要な、とくにギリシャ神話や古典に関わる衒学的な部分が増える。さらに、明らかに「老年」の眼が、登場する若者を見詰める。若い学士が現われるが、エッカーマンとの対話で、ゲーテは、これは若い者に特有のうぬぼれを、擬人化したものだという。若い頃に、この部分を読んだのかどうか、私は記憶がない。書物は、どうしてもそうなってしまう。老人が若者をどう見るかなどに、当時興味があったはずがないからである。まことに、

「学ぶにはもとより時というものがある」
「年寄にならないと悪魔の言葉はわかりませんよ」

である。

若い学士が現われ、メフィストフェレスと会話を交わす。若者はたいへん威勢がいい。

「経験ですって。そんなものは泡か煙です」

さらに、ゲーテは、勇ましい若者を、徹底的に揶揄《やゆ》する。若者は、老人姿のメフィストフエレスに向かっていきまく。

「時世おくれになって、もうなんの値打もないのに、
自分をひとかどのものであると思うのは僭越ですよ。
人間の生命は血の中に生きているんですが、
青年の体ほど血が活潑に動いている所がありますかね。
生命から新しい生命を造りだすのは、
潑剌たる力をもっている生きた血なんです。

そこではすべてが活動し、なにごとかが成され、
弱きはたおれ、有為なものは前進する。
われわれが世界の半ばを征服している間に、
あなた方は何をしましたか。居眠りしたり、考えたり、
夢を見たり、ああかこうかと思案ばかりしていたんです。
実際、老齢というものは冷たい熱病なんだ。
気紛れの悩みで悪寒を催しているんです。
人間、三十を越したら、
もう死んでるも同然だ。
あなた方はいい加減に敲《たた》き殺すのが一等ですね」

そこでメフィストフェレスがつぶやく。

「こうなると悪魔も加うべき言葉を知らない」

こういう場面は、すくなくとも若い人は書かないはずである。だから私は、作品は年齢だという。ゲーテの時代でも、やはり若い人はこうだった。慰めるわけではないが、三十代が

「オジン」と言われて、いまさら鬱屈することもない。

ゲーテの時代には、おそらく八十代でこれだけ元気でいたのは、例外的な人物であろう。それを参考にしろと言っても無理な話だが、それにしても、憎らしい老人ではある。

ゲーテと解剖学

第三の「時」である、ゲーテの思想に表われる時間について述べるためには、すこし寄り道をして、我田引水、ゲーテと解剖学との関係を述べる必要がある。

私の専攻する解剖学では、ゲーテの名はつとに轟く。かれの職業は、たぶん作家ないしワイマールの宰相だったが、天才の常として、仕事がまとまるとは限らぬものの、さまざまなものに手を出した。その一つが解剖学である。

第二次イタリア旅行の際、ヴェニスの海岸にあるユダヤ人墓地を歩いていたゲーテは、風雨に白く晒された、ヒツジの頭骨をたまたま拾う。詩人ゲーテは、その骨を眺めているうちに、きわめて強力な霊感に打たれる――頭骨は、複数の脊椎骨が合わさって生じたものに違いない。これを、専門家は「頭蓋の椎骨説」と呼ぶ。残念ながら、この説は、いまでは正しいとは考えられていない。

椎骨説は、さらに残念なことに、ゲーテの独創とも認められていない。オーケンという解剖学者は、ハイキングが趣味だった。あるときシュヴァルツワルトの山中を歩いていて、晒された雄鹿の頭骨を拾う。その骨を眺めているうちに、オーケンもまた、激しい霊感に打たれる。頭蓋は、複数の椎骨に由来するに違いない、と。

話は両方とも、本人たちが言うのだから、多分間違いない。ゲーテの話では、かれの発見は一七九〇年のことだが、それが発表されたのは、一八二〇年のことである。その時にはオーケンの発表はとうに済んでいた。ゲーテの話とオーケンの話は、ヴェニスと黒森、海岸と山中、ヒツジとシカの違いはあるが、そっくりである。ただ、この二つの話が同じところに並んでいるのを、なぜか私は見たことがない。

ゲーテはことほどさように、解剖学に興味があった。しかし、シラーの頭骨では、思わぬ味噌を付けたことがある。

詩人シラーは、ゲーテの親友だった。『ファウスト』は、この親友の再三の勧誘により、書き続けられる。シラーという人は、ゲーテよりはよほど変わった人だったらしい。エッカーマン『ゲーテとの対話』の中に、シラー宅を訪問する話がある。

シラーは留守だった。かれを待つ間、ゲーテはシラーの部屋の仕事机で、メモを書いていたが、きわめて不快な気分に襲われる。気がついてみると、部屋が臭う。そこで、シラーの机の引き出しを開けると、腐ったリンゴがたくさん入っていた。シラー夫人は、自分の夫は腐ったリンゴの臭いがしないと仕事がはかどらないのだ、と言ったという。いまで言えば、シンナー中毒みたいなものであろう。躁鬱病を除けば健康人だったゲーテには、この種の奇癖はなかったらしい。

中毒の故かどうか、シラーはゲーテより先に死ぬ。ゲーテは、シラーと一緒の墓に入るつもりだった。だから、シラーの頭骨が発見されたときは、それを家に持って帰り、シラーの頭骨によせて詩を書いた。この頭骨は、ゲーテが入るつもりだった墓に安置されたが、遺憾ながら、シラーの本当の骨ではないことがあとで判明した。ゲーテは、頭骨による個人識別については、考えが及ばなかったらしい。おかげで、これは、後の解剖学の一主題となる。

解剖学者ゲーテの像とは、おおよそ以上のようなものである。もっとも、公平のために付け加えるなら、ゲーテは解剖学では、ヒトの顎間骨の発見者として、歴史にその名を残す。顎間骨とは、上顎に四本ある切歯、つまり前歯の、土台になる骨である。この骨は、成人ではふつう上顎骨、すなわち口の天井を作っている骨と癒合し、その独立性を失うが、動物では、しばしば成体によく認められる。そして、もしヒトや動物の体が、同じ基本原則で出来上がっているものなら、動物の体に見られる骨は、当然ヒトに認められてよい。顎間骨がヒトにも存在することはすなわち、動物体を構成する基本原則の一つの表明だった。したがって、ゲーテは、この発見を誇りにしていた。

第三の時──刹那

解剖学と『ファウスト』とは、私にとって、「時」という問題を介して、結合している。

私はそれが、ゲーテにとっても同じでなかったかと疑う。解剖学の方法は、「時」を止めることである。古典的な解剖学は、「時」を留めることによって成立する。それはまさしく、メフィストフェレスとファウストとの契約の内容に類似している。

われわれは「時」を考えるのに難渋する。まず、時の最小単位、量子的単位が知られていない。つぎに、そんなものがあるのかないのか、わからない。止むを得ず、一応の極限をとり、それを刹那とか瞬間とか言う。ではなぜ、ファウストの契約が、「時」ではなく、「刹那」であったのか。現実家ゲーテにとって、「時」は現在である刹那と抽象である永遠とに分かれていたのか。

生理学の対象である機能は、時間を含んでいる。機能というのは、具体的には、呼吸や循環や排泄のことである。これには、時間が含まれることは、だれにもわかる。しかし、形態は、その中に時間を含む必要がない。時間を止めるから、機能している生体の形が扱える。人間の頭は、そういう風にしかできていない。第一、生きて動きまわっているものを、十分に解剖することはできない。生体解剖という言葉は、その意味では、自己矛盾である。形態は、素直に言えば、生物の示す刹那の像である。

解剖学におけるゲーテの思想は、それに矛盾するものとは言えない。明らかにプラトン主義であり、原型を重視した。原型は、あらゆる形態の基礎となる形であり、すべての現実的形態はそこから派生する。だからゲーテは、比較解剖学では、機能を重視するキュヴィエ学派ではなく、ジョフロワ・サンチレールに親近感を持った。この人の考えは、先験的あるいは純粋形態学と呼ばれる。そう呼べば難しそうだが、本当は、何のことはない。

ジョフロワは、すべての生物体は、同じ基本設計で構築されている、と考えていた。もしそうなら、あらゆる生物の形は、それぞれおたがいに、対応がつけられる。さらにそれはある唯一の形、すなわち原型に導くはずである。

これは堅い信念だった。かれにとって、エビの殻は、われわれの骨に対応した。われわれの椎骨が、輪状に並ぶ四つの要素から成るように、エビの殻も同じ四要素から成る。殻が骨なら、エビの内臓は骨の中にあると言うほかはない。一方、われわれの内臓は、骨より外にある。ここから、内骨格、外骨格ということばが由来する。つまり、骨格が基本であり、動物によっては、その中に「住みつき」(外骨格)、あるいはその外に「住みつく」(内骨格)。だから、エビの脚は、われわれの肋骨である。きちんと対応をつければ、そういうことになるから仕方がない。

ヒトの胎児をヘソのところで、背中側に、二つに折り曲げる。そうすれば、タコの構造が得られる。それが、ジョフロワの弟子たちの考えだった。基本になる設計が共通なら、タコの構造だって、それに還元できるはずである。この哲学に発したタコの構造論は、徹底的にキュヴィエに論破されてしまった。キュヴィエは、そんなことを言うなら、ヒトの胎児を四つ折りにした方が、まだましだと主張した。その方がタコとよりよく対応する。話の折り合いがいい。そう証明してみせたのである。

解剖学者ゲーテの基本的な嗜好は、よりジョフロワ的だった。ゲーテは、キュヴィエには知識はあるが、哲学がないと評する。ゲーテの言う哲学とは、自然哲学である。

「一体此世界《このよ》を奥の奥で統べてゐるのは何か。
それが知りたい。そこで働いてゐる一切の力、一切の種子は何か。
それが見たい」

と、大分欲張っている。キュヴィエは動物界を大きく分け、四分割にしてしまった。これでは、ジョフロワやゲーテのように、基本原則を見付けるわけにはいかない。

しかし、他方、ゲーテは、メフィストフェレスとの約束に見るように、瞬間を否定した。なにも『ファウスト』の中で瞬間を否定したからといって、解剖学はまた別の話であってもいい。そう思われるかもしれない。しかし、右に述べたように、ゲーテは、世界の統一原理もまた、明らかに求めていたのである。それには、自分が矛盾しては始まらない。

これはおそらく、ゲーテの基本的な思想に関わる。ゲーテの考えの基本には、明らかに生成があり、創造がある。それが生の基本である。形態ですら、ゲーテにとっては、変転する存在の一つの姿なのである。そうしたゲーテの生に関する基本的な想念は、「瞬間を留める」こととは、根本的に折り合わない。

「法学も医学も
あらずもがなの神学も
熱心に勉強して、底の底まで研究した」

ファウストにとって、瞬間を留めることによって、満足が得られるはずがないことは、わかっているのである。

解剖学に代表される静的な統一原理と、詩人に代表される動的な生とが、『ファウスト』の中で、せめぎあっている。そのせめぎあいは、たとえば「母たち」という奇妙な観念が第二部に持ち出されるところにも、よく表われている。

ゲーテがかかえていた問題は、そのまま解決しなかった。世界の統一原理を発見するのは、当時の自然科学では（いまではなおさら）、不可能だった。だから、ゲーテは大いに肩を持っていたにもかかわらず、パリのアカデミー論争では、ジョフロワの旗色がはるかに悪かった。そして、十九世紀の自然科学は、ゲーテのおそらく嫌った方向に進む。

われわれもまた、その問題をそのまま抱えている。「時」は相変わらず急速に進み、それになすすべはない。ゲーテが生き返ったら何と言うか。やはり、次のように言うのであろうか。

「知恵の最後の結論はこういうことになる、
自由も生活も、日毎にこれを闘い取ってこそ、
これを享受するに価する人間といえるのだ、と。
従って、ここでは子供も大人も老人も、
危険にとりまかれながら、有為な年月を送るのだ。
おれもそのような群衆をながめ、
自由な土地に自由な民と共に住みたい。
そうなったら、瞬間に向ってこう呼びかけてもよかろう、
留まれ、お前はいかにも美しいと」

注

(1) 引用はすべて、森林太郎および相良守峯訳『ファウスト』(岩波文庫版)、エッカーマン著、山下肇訳『ゲーテとの対話』(同)による。

モンテーニュと横井庄一の「孤独」

孤独は古くから論じられた主題である。それを今さら持ち出したのは、私ではない。編集者である。

モンテーニュは記す。

孤独の目的はただ一つ、すなわち、もっと悠々と安楽に生きることであると思う。(1)

それを言うなら、雑誌には締め切りがある。これが、気忙しくていけない。私がモンテーニュを文字通りに信じていれば、そもそもこんなところに物を書いたりしていない。もっと「悠々と安楽に生きる」。仕事も変える。

何の仕事でもそうだが、書物の仕事も同じようにつらく、同じように健康の敵である。第一、タバコの本数が増える。ところで、いまの仕事をやめてどうするか。とりあえず思いつかない。むずかしい。

人はかならずしも常に孤独の正しい道を求めるとは限らない。しばしば、厄介な仕事から免れたと思っても、別の仕事と取り換えたにすぎない場合がある。

そうかといって、現代では、仕事なしに過ごせるほど恵まれた人は少ない。モンテーニュのように、郷里に帰れば、館と領地があるというわけではない。とうぜんのことながら、孤独のためには、お金もいくらか必要ではないか、と思う。

モンテーニュなど、とくに面白いとは思わない。どこかで、邱永漢氏がそう述べておられた。邱先生には、たぶんほかに、もっと面白いことがおありになるに違いない。モンテーニュの『エセー』は、十六世紀の書物である。いまとなっては、いささか現実味に乏しい嫌いがある。読んだところで、お金が儲かるわけではない。

金を貯めるには、あまりにも多くの特質が要る。

私もそうした特質を欠く。欠いているに違いない、と思う。しかし、どんな特質があれば、お金を貯めるのに必要にして十分か、モンテーニュは教示しない。これこそ、邱先生に

おうかがいするしかない。ところで、邱先生のおかげで財産を得たにしても、

結局、金を得ることよりも守るほうに苦労があるものだ。……髪の多い者も禿頭の者と同じく、髪を抜かれれば怒る……。

モンテーニュも、お金を持ったことはあるらしい。さもないと、この一節は信憑性を失う。私は邱永漢氏の本をさかんに読むが、遺憾ながらお金が貯ったことはない。もっとも、それは邱先生の故ではない。もし間違って私の預金通帳に残額があると、私はその分だけ、だれかが困っているに違いないと考える。お金は他人が使っても、便利なものではないかと思うからである。だから、預金の残額を、なるべく零に近づける。ただし、ふだんとくに努力しないでも、ひとりでにそれが零に近づくのがなぜか、かねて不思議に思っていた。

その理由を、私は塩野七生氏の著書で理解した。塩野氏は、私と同年であるらしい。われわれの世代は、塩野氏の『サイレント・マイノリティ』によれば、「夢もなく、怖れもなく」生きる世代にほかならない。したがって、私の預金残高は正にも負にも、すなわち夢にも怖れにも、なることができないのである。同氏の表現を借りれば、それはすなわちメトロノームの原点なのである。

塩野氏は記す。

私の書くものには、正義や理想や使命感に類する言葉が極端に少ない。使ってあったとしても、反語的に使われているにすぎない。それも、私が、絶対的な何ものかを持っていない証拠である。

この文章を、『エセー』の中に紛れこませたとしても、他所から来たとは、気付かないかもしれぬ。われらの世代の特質を的確に述べたこの一文を、他人のものであるとはいえ、私なりのモンテーニュ紹介の辞としてここに掲げたいと思う。ところで、他人の書いた文章で角力をとることは、モンテーニュのもっとも得意とする分野でもあった。

モンテーニュは、わが国なら織田信長から豊臣秀吉の時代にかけて、生きた人である。モンテーニュの背景について、私はほとんど知らない。ただ『エセー』を読むだけである。それなら、なぜモンテーニュを論じるか。それもモンテーニュにしたがっただけである。

私は何にでも自由に意見を述べる。いやおそらく私の能力を越える事柄や全然私の管轄に属すると思えない事柄についてさえ、意見を述べる。

紹介のために、『エセー』の中で、この人の生き方をよく示す、と私が思う項をしばらく拾う。

当時のフランスは、宗教戦争下にあった。この戦争は、ながらく続く。

三十年もつづいてきたこの混乱の時代には、あらゆるフランス人が、個人としても、全体としても、四六時中、いまにも運命が完全にひっくり返りそうな状態に生きている。……運命がわれわれを惰弱でもなく、無為でもない時代に生きさせてくれたことを感謝しよう。他の手段では有名になれそうもない人間でも、自分の不幸のおかげで有名になれるかも知れないのである。

モンテーニュも、むろん争乱に巻き込まれたが、家に一切防備を施さなかった。防備は金持ちのすることだ、と言う。ただし、モンテーニュはケチだったわけではない。

こんなにもたくさんの家々が武装された中にあって、私の身分の者で、自分の家の守りをすっかり天に任せたのは、私の知る限り、フランスでは私だけだ。……私は恐れようとも、生半可に助かろうとも思わない。

なんとなく、「サァ殺せ」という感じがしないでもないが、運もよかったに違いない。不信の時代に、人を信じて生きる形をとることは、目が醒めるような効果を生んだ、と思う。ほんとうに人を信じたか、信じるふりをしたのかは、外から見たのでは区別できない。モンテーニュほどの人間通であれば、どちらにしても、関わりなかったであろう。

ときには黙って葡萄畑を失くすほうが裁判で争うよりも損をしないことがある。階段はいちばん下がもっとも確実である。

こういう人だから、一筋縄ではいかない。たいがいのことは、計算済みの可能性がある。ほんとうの「夢もなく、怖れもなく」である。要するに、私は、モンテーニュを以上のような人だと思っている。

＊

私は『エセー』を寝転んで読む。その方が安楽に読める。十六世紀のわりには、話が生きている。時代が新しいとはいえ、私の人生の方がどうも退屈である。あまり身動きせず、本ばかり読む故かもしれない。

世の中には、書物を読む人と、読まぬ人とがある。読まぬ人は、それでよろしい。

健全な精神を作るには、学問はあまり必要ではない。

書物を読む人は、書物の世界を発見する。それは結構だが、せっかく見つけたからというので、見つけたものにこだわる。「書かれた事実」を真の現実だと言い張る。はては、現実が書物に合っていない、と怒り出す。『資本論』のように分厚い本だと、世界中でもめる。さらに、書物を読まぬ人がいて、自分で独立に考えていることを忘れる。

ある者は、鼻をたらし、目脂を出し、垢だらけで、夜中すぎに書斎から出て来るのだが、はたして沢山の書物の中に、立派な人間になり、より満足し、より賢明になる方法を求めているのだろうか。

十六世紀でも、学者になるような人は、汚かったと見える。書物を書く人は、ふつう読む人の成れの果てである。両者が協力して文字の世界をつくり出し、たがいに錯覚を増やす。後の時代になるほど、たいへんである。私がいまやっているように、昔の人の分も、ひととおり調べなくてはならない。

事物を解釈するよりも、解釈を解釈する仕事のほうが多く、どんな主題に関するよりも書物に関する書物のほうが多い。われわれはたがいに注釈し合うことばかりしている。

ここでしているように、他人の文章を、そっくり盗んでくる方が、まだしも迷惑にならないかもしれない。もっとも、それは、モンテーニュのやり方を盗んできただけである。本を読みすぎると、いろいろ具体的な問題が起こる。起こす人がある。近頃の学生は本を読まない、という話があるが、かならずしもそうは言えない。なにしろ情報過多の時代である。むやみに知識がついてしまう。

われわれは他人の知識で物識りにはなれるが、少なくとも賢くなるには、われわれ自身の知恵によるしかない。

先日、ある学生が相談に来た。とりあえず相手はあるのだが、結婚しようか、どうしようか、はなはだ迷う。どうしたものでしょうか、と訊く。つづいて鞄からトルストイの本を出した。あらかじめ準備してきたに違いない。トルストイの文章に、きちんと傍線を引いてある。なるほど、結婚してもロクなことはない。そういう趣旨に読める。

そういうことは、私に尋ねないでほしい。相手の女性に言ってくれ。そう言ってお引きとりいただいた。気の毒だが、どうせ相手に怒られるにきまっている。

印刷された証拠しか認めず、書物の中の人物しか信用せず、権威ある時代の真理しか信用しないような人々にはどのようにしたらよいだろうか。

どのようにしたらよいのか、私だって知らぬ。しかし、モンテーニュには、私から相談を持ちかけることもある。困ったときとは限らない。世事万端、たいていのことは載っている。

結婚の相談も、なんとか間にあう。結婚式のスピーチくらいなら頁を繰っているうちにできてしまう。結婚というものは、

ちょうど鳥籠の場合と同じことで、外にいる小鳥は中に入ることに絶望し、内にいる小鳥は外へ出ようと同じようにじたばたする。

結婚してしまえば、

当節は、妻たちが親切と激しい愛情をしまっておいて、夫が死んでから出してみせるの

が普通である。

これでは、トルストイどころではない。あの学生も、さらに結婚嫌いになる可能性はある。モンテーニュ自身について言えば、

いずれにせよ、私は自分から進んで結婚したのではない。……どんなに醜悪で不純で避くべき事柄でさえも、何かの条件か状態で受け入れられるようになる。

そのかわり、モンテーニュを読めば、結婚はともあれ、書物を読むことが何であるかを、もうすこしよく知るようになるかもしれない。

なるほど書物は楽しいものである。けれども、もしもそれとつき合うことで、しまいにわれわれのもっとも大事な財産である陽気さと健康を失うことになるなら、そんなものとは手を切ろう。

この人は、原稿を書いて暮しを立てていたわけではないから、書物に利害が薄い。言うことに遠慮がない。書物は変なもので、モンテーニュのように、自分でそれを書きながら悪口

が言える。一つにはかれが、戦乱の時代を生きたため、行動人であるほかはなかったためであろう。行動という点で書物から覚えられることといえば、結局それを読むことと、書くことくらいである。当たり前だが、それ以外のことは、いくら読んでも、結局やってみなければわからない。

モンテーニュは、かれを古典学者にしようとした父親の方針で、幼時にラテン語で教育を受けた。『エセー』に古典からの引用が多いのは、そのためである。ラテン語は、かれにとって、母国語のようなものであり、フランス語よりよくわかった。読書は別として、モンテーニュがラテン語を、話すにも書くにも使わなくなって四十年を経てから、父親が発作で倒れたとき、思わず口をついて出た言葉は、そのラテン語だった、と『エセー』に述べている。

＊

『エセー』の中で、モンテーニュは、ときどき孤独を説く。一つには自分の性格だという。

　私が孤独を愛してこれを説くのは、……隷属と恩義に縛られることを死ぬほどきらうからである。人の多いことよりも、仕事の多くなることをきらうからである。

つき合いが増えれば、たしかに義理が増える。時間がなくなる。人の相手をしていれば、のんびり原稿を書く暇などない。

だから、孤独のもう一つの目的は、真の自己を保つためだ、とも述べる。ときどき独りにならないと、人は正気に戻らない。横井庄一氏は、グアム島で、モンテーニュなど読まなかったことと思う。しかし、孤独も、横井氏まで行くと、行き過ぎという感じもしないではない。

孤独は、生涯のもっとも活動的で働き盛りの年頃を公の仕事に捧げた人たちにこそ、いっそうふさわしく、正しい根拠と理由をもつように思われる。

西洋人はほんとうにそう思っているらしい。公園のベンチでポツンと座っている老夫婦に同情したら、右のように言われた。そっとしておいてあげるべきだ、老夫婦には、もはや休む権利がある、ということであった。年寄りは放っておけ、ということになるが、これでは怒られそうな気もする。私の表現が悪いだけであろうか。

われわれはいままでに他人のために十分に生きてきた。今度はせめて、わずかばかりの余命を自分のために生きようではないか。

横井氏にしても、このことばを捧げられる価値があろう。横井氏がグアム島から出現した当時、じつにさまざまな、報告と意見とがあった。こんどそれをまとめて読み直してみたが、要するに、ただ疲れた。どれもはじめて読む破目になったのは、その頃私は外国にいたからである。

その中に、孤独を主題としたものはない。たぶん、周囲の人にとって、横井氏の孤独は、当たり前の前提だったのであろう。たしかに、密林から出てきた横井氏をつかまえて、孤独でしたか、と訊くわけがない。だれでも、それくらいの想像力はそなえている。

それに、横井氏は、当時多くを語らなかったらしい。孤独は心理の問題と考えられるのがふつうだから、本人が何も語らなければ、分析しようがない。

思うに、横井氏の孤独は、モンテーニュの言う孤独より、むしろわが国の伝統に添うものである。その人が生まれついた文化は、逃れようもない。

鴨長明は記す。

おほかた、この所に住みはじめし時は、あからさまと思ひしかども、今すでに、五年《いつとせ》を経たり。仮りの菴もやゝふるさととなりて、軒に朽ち葉ふかく、土居に苔むせり。

横井氏は、二十八年である。念の為。横井氏の住居は、当時の週刊誌を見ると、図解入りで説明してある。比較してみると、図には細かい点で異同がある。しかし、ともかくたて穴の入口を持つ、地下壕の生活である。二人の戦友と別れたあと、この穴に、横井氏はひとりで、正確には十五年住んだ。一切他人に交わることなく、こうした居所にどのようにして暮らせるものか。

いかにいはむや、つねにありき（歩き）、つねに働くは養性（生）なるべし。なんぞいたづらに休み居らん。人をなやます、罪業なり。いかゞ他の力を借るべき。衣食のたぐひ、またおなじ。藤の衣、麻のふすま、得るにしたがひて、肌《はだへ》をかくし、野辺のおはぎ（よめな）、峰の木の実、わづかに命をつぐばかりなり。人にまじはらざれば、すがたを恥づる悔いもなし。糧ともし（乏し）ければ、おろそかなる報《むくい》をあまくす。

文章はいささか古色を帯びるものの、横井氏が書いたとしても、さしたる違いは生じないと思う。藤の衣がマングローブの皮衣になり、野辺のおはぎ（よめな）が野生のバナナに変わる。マングローブより、藤の方をゆかしげに思うとしても、それは、その人の勝手である。末尾の文章は、われわれの世代なら、よく事情を心得ている。食料がないから、粗末な食物でも美味だ、ということらしい。

モンテーニュや長明の頃、ふつう、人は一日に、何人の人に出会ったのだろうか。せっせと働かなくてはならぬ上に、そもそも交通が不便で、人口が少ないのだから、その人数が、現在よりも多いということはないはずである。その上、電話がないから、知人がただいま何をしているのか、それも判然としない。訪ねて行って、会えるとはかぎらない。

動物園で、狭いところに、タヌキをたくさん飼う。そうすると、野生状態で持っている縄張り意識を失う。自分ダヌキが、始終、他人ダヌキに出会う。そのつどまともに反応していたら、タヌキだって疲れる。身がもたない。仕方がないから、現在の環境に適応してタヌキも縄張りを捨てる。

都会の生活は、縄張りのないタヌキを量産する。一日に出会う人数が増えすぎたから、ヒトもタヌキも、相手の各個人（個体）に対する関心を薄めざるを得ない。ニューヨークの地下鉄ではないが、電車に乗れば、まわりは一期一会ばかりである。たとえ一期一会が殺されても、興味と感動がない。他方、あまり他人に出会わないためか、片田舎の人は、あんがい人なつっこい。

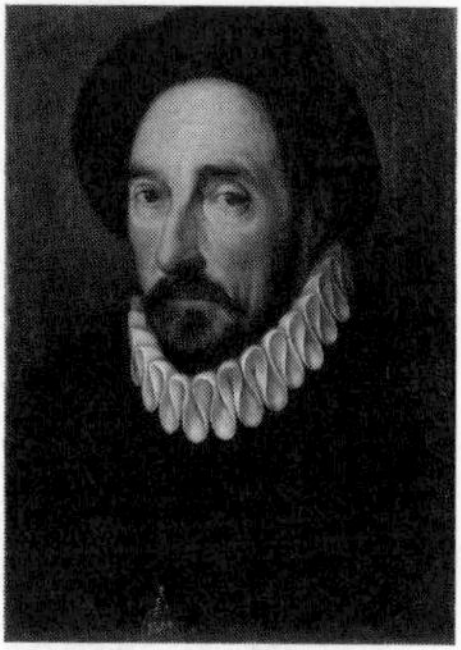

図Ⅲ－1　モンテーニュ（1533–92）

現代人の孤独は、人疲れの孤独である。あるいは、縄張りを失ったタヌキの孤独である。モンテ

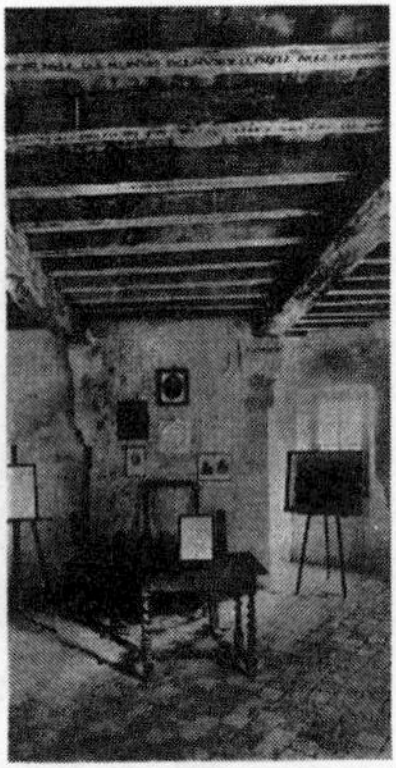

図Ⅲ－２　モンテーニュの塔の中の読書室

ーニュには、帰る館と領地があったが、あるべきそうしたものが失われた状況を、いまでは孤独と呼ぶことがある。

人は群れるものとの常識が、長明風の古典的孤独をいまは打ち破ってしまった。現代の長明は、密林を捨て、世間に出てくるほかはない。孤独はむしろ薄く広がって、横井氏のような特殊な状況を除き、個人を救済する力を失った。

昔は長明流の生き方が、もう少しありふれていたのではないか。横井氏の生き方と、長明氏の生き方は、外から見れば同じものである。そう思えないとすれば、いまの人に、動機や心理を離れて、孤独を考えない癖があるだけのことであろう。

もっとも、二人とも、つれあいがなかった。それなら、孤独の後髪を引くものがない。孤独が力を失ったのは、女が強くなった故もあるかもしれぬ。

＊

孤独を頼まぬ生き方の代償として、いまでは他人に心の理解を求めることになった。戦時下の内地も、グアム島も、中世の都も、あるいは宗教戦争下のフランスも、人の世にさしたる違いはなかったはずである。子供だった私の頭上に、焼夷弾の雨が降ったのは、横井氏がグアム島で隠遁生活に入った頃のことである。夜更かしをして、街を焼く火が赤く染めた、夜空を眺めていた。空襲警報で起こされるから、仕方がない。眠くもなく、腹も空かなくなったから、時代が変わったのはわかるが、人の心は変わらぬはずと思う。

身を知り、世を知れれば、願はず、走らず。たゞしづかなるを望とし、憂へ無きをたのしみとす。

これも、横井氏の述懐として、なんの不思議もない。事実、さまざまな「憂ひ」があったからこそ、横井氏は密林に潜伏したのであろう。そこには、理解のかわりに、孤独があった。

長明氏もモンテーニュも、折に触れて人の心の持ち方を説く。古人は、つまるところ、同じことを言う。古典的唯心論とでも言うべきか。

夫《それ》、三界は只心ひとつなり。心若しやすからずは、象馬・七珍もよしなく、宮殿・楼閣も望みなし。

まずはじめに、自分と自分の心を、のしかかっている重荷からほどいてやらない限り、心は動けば動くほど抑えつけられるだけである。

いまでは、こうした唯心論はあまり流行らない。説いてきかせても、若い世代が納得しない。精神分析学や心理学が、それを駆逐してしまったらしい。そのかわり、人の心も、具体的で理路整然としたものになった。そうでなければ、他人に理解できるわけがない。心はもともとそうだったのか、右のような学問のお蔭で、あとからそうなったのか。

理解というのは、つまるところ、相手の頭の問題である。それは神様の責任であって、当方の責任ではない。相手の頭を私が作ったわけではないからである。それなら孤独の方が、まだしも実現可能である。これなら、まさしく、自分独りでできる。

モンテーニュは、自分で物を考えた人である。そして、自ら満足することを知った。われわれは自分の境遇を享受することを知らないために、他人の境遇を求め、自分の内部の状態を知らないために、われわれの外へ出ようとする。だが、竹馬に乗っても何にもならない。なぜなら、竹馬に乗っても所詮は自分の足で歩かなければならないし、世界でもっとも高い玉座に昇っても、やはり自分の尻の上に坐っているからである。

なぜモンテーニュが孤独を推奨するか、これでおわかりいただけるのではないか、と思うのである。

注

（1）　本文中の引用は、ほとんど、モンテーニュ著、原二郎訳『エセー』第一～六巻（岩波文庫）による。その他に、関根秀雄訳『随想録』（新潮文庫）、同じく『モンテーニュ随想録』（白水社）を参考にした。

Ⅳ　博物

ユニコーンの角

グルメはフランス人の表現だが、中国人もまた食通である。どちらがより食通か。私は中国人ではないかと思う。なにしろ中国人は何でも食べる。この世にある、ありとあらゆるものを食べてみる。そんな気がする。

食べてみて食当たりしたら、むろんもう食べない。いや、たぶん、もう食べないだろう、と思う。ただし、確信は持てない。

食当たりしなければ、問題は味である。美味ならば、食物とする。それはよろしい。まずかったらどうするか。

もちろん、薬にする。

だから漢方には、薬と称して、あれだけおかしなものを、多数含む。とにかく、食当たりしないかぎり、中国人がなんでも食べてしまうことに変わりはない。フランス人は、ここまで食い意地が張っていない。いや、張っていないのではないか、と思う。もっとも、食通と食い意地は違うといえば、そうかもしれない。

ギガントピテクス、つまり巨大猿という学名の化石猿がいる。これは、ワイデンライヒという人類学者が、ホンコンの漢方薬店で、歯を発見した。薬屋が化石の歯を売るのも、不思議といえば不思議だが、珍しいものなら、何でも売るのであろう。しかし、それでは話がつまらない。私は歯を削って呑むのではないか、と長年思っている。

北京原人の骨がなくなった。戦後、どこに行ったかわからない。私見だが、中国人が削って呑んだに違いない。いまでも誰かが、毎日削って呑んでいるのではないか、こういうものを呑むと、なんとなく丈夫になりそうな気がする。

サイの角も、漢方では貴重な薬である。何か玄妙な作用があるらしい。これは間違いなく削って呑む。だから、サイがいなくなる。

角は一匹に一本だと、余計に価値がある。したがって、イッカクサイの角の方が値が高い。二本では、なんとなく有難味が薄れる。一本手に入れても、もう一本の方はどうなったか、それが気になっていけない。

ヨーロッパにも、同じような話がないではない。ユニコーンの角に、魔力があるという。これも一本である。一本だから、ユニコーンと言う。しかし、ユニコーンの角を削って、フランス人が呑んでしまった、という話は聞かない。もっともこちらは、伝説上の動物である。体はウマのくせに、額に一本、角が生えている。

現実のユニコーンは、イルカの仲間である。モノドン・モノケロス Monodon monoceros という学名だが、これは一本の歯、一本の角という意味である。英名ではナルワール Narwhal とも言う。北欧のことばに由来するのであろう。グリーンランド沿岸から北極海にかけて、北の海の主に大西洋側に分布する。和名をイッカクと言う。

中世には、イッカクの歯は貴重品だった。イッカクを見たことがない人は、多かったはずである。だから、イッカクの歯が、ユニコーンの角だということになっていた。したがって価格は高く、重量あたりにして、金と同じ値段だったという。ザクセン選帝侯は、あるとき、十万ターラーを一本の歯に支払ったという。また、神聖ローマ皇帝カール五世は、バイロイト辺境伯に、ユニコーンの角二本によって、借金を支払ったという。

イッカクというイルカは、おかしなイルカである。イルカはふつう、くちばしのように吻《ふん》が伸びるが、イッカクでは吻がない。だから、上から見ると、頭が丸く感じられる。

さらに、歯が一対しかない。雄では、上顎の左側だけが一本、前方に水平に伸びる。この歯の長さは最長二メートル七〇センチに達する。右側の対応する歯は、ふつう伸びない。骨に隠れている。雌では、左右両方ともに、歯が伸びない。他に歯はなく、下顎は無歯である。

この歯が、ヒトないし他の哺乳類の、どの歯に相当するか、私は知らない。イルカあるいはハクジラの歯は、ふつうの哺乳類の歯と異なって、同形歯である。似たような歯が数多く並んでいる。イッカクでは、それが一本になってしまう。ヒゲクジラでは、一本もない。

イッカクの歯を見ると、ラセン模様がはっきり見える。つまりネジ様の溝を刻む。このネジの巻きが問題である。つねに一定している。

イッカクにときどき奇形が出る。雄の中に、左側に加えて、右の歯も伸びるものが出る。こういう雄は、ニカクになる。この奇形は、歯の伸びについては左右対称になるから、ふつうならこちらの方がマトモである。ところが、このニカクを見ると、面白いことに、歯のネジの巻きが左右同じである。つまり奇形も、この点ではやはり、対称性が破れている。

ヒツジやヤギの仲間に角の長いのがいるが、こういう種では、よく角が巻く。こういう場合左右はもちろん対称になる。したがって、角の巻きは左右で反対になる。しかしニカクでは、ネジの巻きは同じになる。それはなぜか。

動物の左右対称性というのは、古くから厄介な問題として知られている。実験発生学で有名なハンス・シュペーマンは、生涯のテーマをいくつか考えていたが、左右対称性もその一つだった。もっとも、かれは、巻きの問題に目をつけたものの、カタツムリの巻きを調べようとしたら、卵にすでに巻きが見えるので、あきらめてしまったという話がある。卵の段階で定まっているのでは、発生学者が手を出す余地はあまりない。

さて、イッカクの場合、問題を整理してみると次のようになる。

1　なぜ一対しか歯がないか。なぜ雄しか歯が伸びないか。

2　なぜ左側しか伸びないか。

3　なぜ歯にネジ模様が生じるか。

4　なぜネジ模様は一定方向に巻くのか。

文献上から答えを探してみると、3、4だけだが、ともかく解答した人がある。英国の著名な解剖学者、ダーシー・トムソンである。この人の著書『生物のかたち On Growth and Form』（柳田友道他訳、東京大学出版会）は、よく知られている。トムソンは、生物の形を数学的に扱おうとした。現在では、電子計算機を利用するようになったから、数学はかならずしも紙と鉛筆だけではない。高エネルギー数学になった。しかし、トムソンの頃には、そういう便利なものがなかったから、形を数学で扱うのは大変だった。トムソンは、その大変を実行した人である。

トムソンの答えはこうである。

クジラやイルカは、体をくねらせ、頭から尾に向かって進行する波を作る。イルカが前進するのは、その反作用にほかならない。この運動の結果、イルカの体を、軸のまわりに回そうとする回転モーメントが生じる。その結果、イルカ類の頭には、非対称性を生じる。

イッカクの頭の非対称性も、こうした非対称性の表現である。イッカクの体と角は、運動の際、一体となって働くが、体と角の間には、どうしてもズレを生じる。角は、根元の歯ぐきだけで支えられているので、ここに回転力がかかる。歯が成長する間、ずっと回転力がかかるので、歯にネジ模様を生じる。ネジ模様はこのようにして生じるから、角が二本できてもネジの巻きは同じである。

これでみなさん、納得がいかれるだろうか。私は、大変うまい説明だと思う。しかし、1と2の解答はない。さらに、場合によっては二本生じ得るのはなぜか。これは純粋に発生の問題としても面白い。

左だけが伸長する理由だが、これはもちろん不明である。ただ、こうした例はほかにもないことはない。ジャコウネズミやトガリネズミのような食虫類では、腹直筋が骨盤近くで左右交叉する。このとき、かならず左前になる。これもおかしな事実だが、ほとんど知られていない。なぜなら、説明に困る。困る事実は、例外的なものとして、伏せておくにこしたことはない。学問も政治も、所詮はヒトのすることだから、そこはまったく同じである。筋が正中線を越えて反対側に行く例は、ほかにほとんどない。しかし、食虫類の例は、きわめて著明である。なぜ左前か、それがまったくわからない。

イッカクの歯に雌雄差があることは、大きなヒントである。つまり、この歯は、性ホルモン感受性の組織を含むはずである。顔に出てくる性ホルモン感受性の組織とは何か。

もちろん、一般的にはそれが何か、定説があるわけではない。しかし、ヒトでも、男にはヒゲが生えるが、女にはふつう生えない。顔のここいらの場所を占めているのは、発生上の起源から言うと、神経堤（冠）由来の細胞である。これが何かイタズラをしているのではないか。歯の発生に神経堤が関与していることは、古くから知られている。イッカクの歯も、考え出すと、さまざまな問題とつながりがあるとわかってくる。それが面白くて、仕事が止められない。べつに左右の問題にこだわるつもりはないが、こういう問題は、いまの学問ではあまり人気がない。無益に思えるからであろう。

学問が有益になったのは、良いことか悪いことか、考え込むことはある。

動物伝説

動物には、妙な話が伝えられていることがある。その中には本当のこともあるし、嘘もかなりあろうかと思う。しかし、それぞれの話の信憑性を具体的に確かめようとすると、なかなか容易ではない。

カバは血の汗を流す、という話がある。そのため古代エジプト人は、カバを神聖な動物と考えたという。もっとも、この人たちは、スカラベ、早い話がフンコロガシすら、あれだけ神聖な動物と考えたくらいだから、カバが聖なる動物であっていささかの不思議もない。血の汗という理由の方は、あとからついた可能性もある。

子供の頃に読んだ冒険小説に、カバとライオンの決闘があった。カバの群に包囲されたライオンが、牛若丸のごとくに飛びまわり、カバの耳だけをかじり取る。カバは外耳道に水が入るのを極端に嫌うので、耳を伏せて水に入る。耳をかじられると、それができなくなるので、ライオンはカバの戦意をそぐためにわざと耳を狙う、というのである。

血の汗の話は、ひょっとすると根拠がある可能性がある。カバは全身の皮膚に汗腺があるが、この腺は、導管に線条部とよばれる特殊な部分を持つ。線条部はふつう唾液腺に見られ、汗腺には見られない。ただし、カバの場合だけ汗腺にこれがある、と古い報告に述べられている。したがって、カバが変な汗を出す可能性は否定できないのである。

その後、寡聞にしてカバ汗腺の微細構造を調べた、という報告を見たことがない。おそらく、構造上かなり変わった汗腺と想像され、腺の系統発生からは大変興味ある結果が得られるかもしれないのだが、残念ながら新鮮なカバの皮膚が手に入らない。

決闘の話については、チンパンジーを調べているエソロジストに知人はあるが、カバを相手にしている行動学者は知らないので、真偽の程を保証しない。

ピグミーがゾウを狩るとき、うしろから近づいて槍でゾウの後肢の腱を切る。するとゾウが歩けなくなって、簡単に捕えることができる、という話も冒険小説で読んだ。この話は完全な嘘ではないらしい。シルビア・サイクスの『アフリカゾウの自然史』をみると、この手の狩猟法は、アフリカでは古典的なやり方だという。

問題は、切られる腱は何という筋の腱か、である。この話を知っている人は、むろんアキレス腱だろうと言う。しかし、ゾウがいくら間抜けで総身に知恵が回りかねるといっても、アキレス腱を切られるまで薄ボンヤリしたままでいるか、というのが私の疑問だった。

もう一度サイクスを読み直してみると、はっきり書いてある。ピグミーが切るのは、大腿二頭筋の腱だという。この腱を、膝のうしろで切る。いわゆるハムストリングの部分である。

大腿二頭筋の腱の一部は、ゾウをはじめいくつかの動物の場合、さらに踵骨、すなわちアキレス腱が付くのと同じカカトの骨にも付く。しかし、アキレス腱より外側浅層にあり、つまり切りやすい。

話がここまで来ると、もちろん解剖の専門家、それもかなり詳しい人でないとピンと来ないかもしれない。そもそもヒトの大腿二頭筋は、カカトの骨などに付着しないからである。大腿二頭筋というのは、哺乳類では大変面白い筋である。二頭筋とよぶのは、長頭と短頭といって、〝起始〟つまり〝頭〟が二つあるからだが、本来この二頭は別の筋であることがわかっており、その二つがくっついて二頭筋となる。ただし、哺乳類中で二頭筋をつくるのは、ヒト、ゴリラ、チンパンジーのような高等霊長類以外は、ナマケモノ、アルマジロなどの貧歯類のみである。他の哺乳類では、二頭はきちんと二つの筋に分離する。

さて、ゾウの大腿二頭筋がどうなっているかを文献であたってみると、どうも判然としない。こういうときに論文の記載の良否が判然とする。ゾウに関する従来の論文では、なぜ大腿二頭筋を切るとゾウが歩かなくなるのか、という問いのヒントになりそうな所見は、ともかく出てこない。

一方、サルについては詳しい報告があり、これは大変参考になる。それによると、この筋はサルでさまざまに分化する。短頭のなくなるもの、二頭をなすもの、その他、他の哺乳類に見られる型がすべて霊長類中に存在するとわかる。

これが何を意味するかは私にはあきらかである。私にはというのは、この辺から他人になかなか信用してもらえなくなるからだが、それはともかく、サルの仲間は樹上生活に移ったため、ロコモーションがすっかり変わってしまった。四本の足がきちんと地面につくことが少なくなったわけである。そうした動物群でこの筋が多様化するというのは、逆に、もっぱら四足で歩いている動物群では、この筋に何かはっきりした機能的要請がかかっているため、サルの場合のように多様化できないのだ、と私には考えられるのである。

では、きちんと四足歩行する動物では、この筋にどんな機能が想定されるだろうか。おもしろいことに、この筋の短頭は、多くの四足歩行性の哺乳類では、M. tenuissimus、日本語にすれば〝最も細い筋〟、という独立の筋になっている。ネコでは坐骨神経と並行し、太さがこの神経と同じくらいしかない。しかも、筋紡錘を多く含むことが知られている。

ふつう、筋肉の機能は運動だと見なされる。解剖学では、運動機能に基づく名称が筋に付されていることが多い。最細筋も、ネコの解剖図譜では、尾側下腿外転筋といういかめしい名前がついている。しかし、幅二ミリ程度の筋を外転筋とは聞いてあきれる、というのは私のみの偏見であろうか。筋そのものを、こういう場合には、知覚器と考えた方がましではないのか。知覚器が収縮系を持つことは、いっこうに構わない。機械受容器の場合にはよくあることで、その性質上、変形を感じるのだから、そうした変形を元に戻したり、強すぎる刺激を調節しなくてはならぬからである。中耳の筋肉はその好例である。

ゾウの大腿二頭筋も、ゾウの歩行運動そのものだけではなく、歩行の知覚により大きく関わるのではなかろうか。腱を切ると、正常の歩行の知覚が乱されるから、ゾウは歩行に難渋するのではないか。アキレス腱を切る、と考えた人は、運動障害を重視したからそう答えたのだろうが、問題が知覚系なら必ずしも大きな筋を切ることはない。そうした筋の候補として他の動物から類推するかぎり、この筋肉はなかなか適当と思われるのである。

四足の動物が歩いているとする。前肢が石につまずくと、頭が揺れる。つまり、歩行時の前肢のトラブルは、頭部にある眼や半規管がただちに知覚するはずである。後肢については、そういうことはない。その意味では、後肢は頭の感覚器と前肢のようにはただちに連動はしていない。ところが四足歩行の場合、前後肢の運動そのものはきちんと連動するわけだから、前肢の方が知覚面からはあきらかに有利な状況にある。つまり、頭からの監督がゆき届いているのである。

とすれば、後肢は、知覚面で前肢よりも何かの形で余分に面倒をみてもらわないと割が合わない。歩行時に四足が平等に動くということを前提にするかぎり、である。そのために、大腿二頭筋のようないわば知覚型の筋肉が、後肢には余分にはめこまれているのではないか、というのが、ゾウから始まった私の妄想の結論である。

この話をさらに延長すると、前後肢の違いやヒトの直立二足歩行の意義について、いろいろな妄想仮説が出てくるが、すでに紙数が尽きてしまった。

いずれにしても、動物伝説をもとにして、暇なときにいろいろな想像をするのは、私の楽しみである。最近、論文には堅固な形式が定められているので、なかなかこうして遊ばせてもらえない。科学の世界は、想像を嘘と同義とするようにも思える。それも科学の歴史、すなわち人間経験の産物とすれば、いたしかたないのであろう。こういう機会を利用して、せいぜい遊ばせていただくのである。

知と性の毛だまり

剃るかと思えば伸ばす。抜くかと思えば染める。からだの多くの構造物のうちで、言ってみれば、毛ほど人間に恣意的な取り扱いを受けるものはない。そんな気がする。

扱いが正当か不当か、己の扱われ方について、毛が自己の意志を表明しない以上、そんな論議はムダの骨頂だが、ヒトの毛には、ヒトが付したさまざまな意味が、すでにまとわりついている。これはべつに、私の故ではない。

床屋や美容院という職業が古来成り立ち、おびただしい種類の整髪料が売られる。かつら産業が発達する一方、脱毛剤が売れ、カミソリ製造業が成立する。一部の毛は、天然の成育状態そのままを、人前に出すことが忌避され、それを犯せば法的処分を受ける。このように毛は、人の世にあって、きわめて注目される存在である。

医学は、元来、ヒトの生命の維持を目的とする。ところが毛というのは、幸か不幸か、この生命維持という点に関して、まったくの風馬牛である。脳外科の医者は、手術に際して、遠慮会釈なく患者さんの頭の毛を剃る。下腹部の手術であれば、陰毛もまたその法的権威を無視され、同じ運命に遭う。

医者のこうした傍若無毛なふるまいの裏に、私は積年の恨みの如きものを感知する。世間は毛を不当に重視する。あんなものは、無用なる存在のみ、と。

このように一方で重視され、他方その反動もあってか、軽視される。これが子供であれば、一応ひねくれてみるしかあるまい。だからときどき、毛はねじれて曲がる。

ヒトは視覚的動物である。ところが、視覚は、遺憾ながら物の表面にしか達しない。眼光紙背に徹するのは、上位中枢の機能であって、もとより眼玉の作業ではない。表面的でしかあり得ぬ視覚にとって、ヒトの表面つまり皮膚に、毛が局所的に密な集団を形成すれば、それが気になって仕方がない。そこに、頭毛や陰毛の意味づけという作業が生じる。なぜ頭には、後光ではなく毛が生えるのか。陰毛は、隠しどころを、隠したいのか、目立たせたいのか。そもそもそうした曖昧な状況を、なぜわざわざ構成する必要があるのか。

視覚による淘汰が、時に異常と言わざるを得ぬ変形を、進化上導くことは、擬態という現象を見てもわかる。縁もゆかりもない動物どうしの形が、なぜかよく似る。他人の空似なら偶然で済み、学問は偶然を放置する。しかし科学は、不幸にして、そのような類似を導くべき法則を発見してしまった。

たとえば、あるチョウは、味の悪いチョウに自分の色模様を似せる。それで、トリの目をごまかす。ゆえに、そうしたチョウの模様は、チョウの意志には関わりなく、トリの目という、本来ならチョウの姿とは無関係な存在によって、普及される結果となる。

「誰か烏の雌雄を知らんや」と言う。カラスは外見上ほとんど雌雄の別を欠く。しかし、クジャクなら、雌雄の別は子供にもわかる。雌雄が極端に違った色や形を示す場合、それは雌雄淘汰による。ここでは、異性の嗜好が進化を加速する。とりあえず、そういうことになっている。

毛の発達の問題に、性がからむことも、周知の事実である。女は慣習的に髪を伸ばす。古人は言う。「髪長ければ、知恵短し」。女はふつう禿げない。それなら、毛がないことが、なぜ男の象徴にならないのか。もしここで、雌雄淘汰の論理を使うなら、それは女の脳つまり好みに問題があると言うほかはない。毛の方の都合だけでは、状況は動かない。ヒトの雄が、禿げていなければ男ではない、やさしくなければ生きている価値がない、と一致団結して考えるなら、頭の毛だまりは男に限って消失してもよろしい。

ヒトの「毛だまり」、つまり頭の毛や陰毛が、擬態や雌雄淘汰と同じ論理で発展したか否か、さだかではない。ヒトと生まれて頭の毛がないという状況は、現実にはたしかに問題だが、医学的には致命的とは言えぬ。したがって、こういう状況が、普及してはならぬという論理的必然はない。第一、身体の他の部分の毛なら、ヒトは動物に比べ、大分省略がある。

ただし、考えてみると、進化的「消失過程」に関して、動物はかなり保守的かつ官僚的である。一応の手続きとして、作るものは作る。なくすのは簡単だが、あとになって必要だからといって、突然毛を生やすのも難しい。だから、たとえ疎であり、毛あしが短いといっても、ヒトに毛がないわけではない。つまり、毛の生えている状態の方が、毛のない状況より、元手がかかっている。手造り品がそうだが、手数のかかったものは、より尊重すべきである。それはそれなりに、健全な文化的常識と言ってよかろう。身体もまた、その健全な常識に従い、虫垂や男の乳首のように、一見無意味なものを温存する。これが、禿頭の普及がいまだに不完全であることの遠因かもしれぬ。

なぜ頭毛があるかという問題について、私はつねに悩んだ。たいへん喜んだのは、頭の毛が発達するのは、ひょっとすると、ヒトだけではないという事実に気づいたときである。もちろんケモノには毛があるから、頭の毛があって当たり前である。しかし、たとえばトガリネズミの頭（といっても、どこがヒトの頭に相当するか、それを確定するには、なかなか困難があるのだが）を調べていると、ここではどうも、身体のほかの部分に比して、毛の密度が濃い。

もしこの発見が真実だとすると、ヒトの頭毛の存在は、哺乳動物の進化過程における歴史的現象の延長であって、なにもヒトに限って、突如として出現した性質ではない。問題はより一般化され、なぜ頭の天辺では動物一般に毛が濃いのか、という問題になる。

念のため註記するが、現代の自然科学では、問題がより一般化すればより重要性を増す。ヒトに限った問題なら、それは要するにヒトのことだから、たかだか人類学者の問題だが、哺乳類一般となれば、これは生物学の問題である。主題の重要性は、その主題を研究して、食べていける研究者数に比例する。

もう一つ気がついたことがある。それは無脳児である。無脳児は、生まれる頃まで育つが、大脳がほとんど欠損する。もちろん生まれても育たない。この場合、頭の毛はまったく欠ける。もっとも頭骨のうち、頭蓋冠すなわち脳を上から覆うはずの骨も欠け、その部分の皮膚も欠けるから、毛がなくて当たり前である。しかし、脳がなければ、「知の毛だまり」がなくなるというのは、いささか象徴的ではないか。

陰毛や腋毛については、まだそういう発見はない。ただ、この腋毛の生じる部分は、解剖学的に興味深い場所である。「わきが」に悩む人があるが、この部位は、いわば臭って当然かもしれない。哺乳類一般に存在する、放臭腺に相当する構造が、ヒトでは、ここに存在する。ただしふつうの哺乳類では、放臭腺の位置は側腹部だが、ヒトではそれが腋窩まで吊り上がる。そう考えるとツジツマが合うことが多い。たとえば、同じ皮膚内の構造である乳腺も、ヒトではやはり位置が高い。放臭腺が側腹部にある動物では、乳腺も位置が低く、鼠径部に近い。

放臭腺は、皮膚の表面に開くが、開口部の周辺に、腋毛のように剛毛が生える。これは、放臭腺の分泌物を保持する役目があるらしい。しばしば分泌物が、剛毛に付着して残っている。

こうして見ると、頭毛と腋毛については、動物についての考察が必要である。これらの毛だまりは、祖先の段階ですでに存在した性質が、ヒトに存続あるいは強調されたものではないか、と思われる。

陰毛という典型的な「性の毛だまり」について、私はまだ、研究の方向を示す、具体的な論拠を持たない。哺乳類の形態的特徴は、頭部と尾部に強く出現する。陰毛の存在はヒト尾部におけるその一例であろう。尾部は、私がいま興味を持っている主題だが、こちらは、解剖学的研究が遅れており、頭に劣らず興味深い主題が山積する。

毛の示すパタンは、現代の生物学でも、大切な課題である。頭の毛が生える範囲は、ほぼ明確に定まっている。これが、何かある発生上の特質を示す領域であろうことは容易に想像がつくが、それが何であるか、まだ仮説の域を出ない。無脳児の例から、面白いヒントが得られそうな気はしている。

最近私は、ジャコウネズミの頭で、外耳の前に、はからずも無毛の領域を発見した。ほぼヒトのモミアゲ部分に相当する。胎児で毛の原基を欠き、親で毛を欠く。真の皮膚で本来毛がないのは、手掌と足底だが、そのほかにも、こんなところに毛のない部位があったとは。いまその意義を探究中だが、かなり興味深いことがわかってきた。

大学というのが、ずいぶん暇なところだ、とお考えになるかもしれない。暇なのは、むろん大学ではない。私である。

ウオノメの話

ヒトの体で起こる出来事は、医者の領分に属すことが多い。そのうちで、本人の騒ぎが大きいわりには、さしたることではない、というのもあるし、その逆もある。自他ともに大したことではないと思うのだが、どうも気になって仕方がない、という場合もある。

イボやウオノメというのは、どちらかといえば、後者に属する。イボにもいろいろ種類があって、それぞれの種類のイボから、それぞれの型のウイルスが見つかっていたりする。イボは見た目には気になるが、これといった害がないのは、ご存知のとおりである。

私が学生の頃には、一部のイボはおまじないでも治ると教わった。ただ、だれのイボがおまじないで治り、だれのものは治らないか、予測がつかないので、あまり「科学的」ではない、などと考えた覚えがある。なぜか、おまじないそのものが非科学的だとは思わなかった。イボのたぐいは、放っておいても治るか、さして変化しない。治らないでどんどん悪くなるのは、イボではない。ガンである。

イボに似たものに、ウオノメがある。これは、いささか害になることがある。硬いものだから、何かの拍子で押されると、はなはだ痛い。足などにできると、歩くのに難渋する。機械的刺激があるところに多い。足に合わない履物などをむりして履いていると、できやすいように思う。

西洋には、ペディキュアという職業がある。西洋人は年中靴を履いている。家の中でも履く。脱いでいる時間も短い。だから、ウオノメその他、足のトラブルが多い。そうしたトラブルを治療するのが、ペディキュアの役目である。わが国でふつうそう思われているように、「足のマニキュア」（ペディスはラテン語の足、マーヌスは手）のみがペディキュアの仕事ではない。日本人はゲタやゾウリを履くばかりでなく、靴を脱いでいる時間が長いこと、足指の長さが指によってあまり極端に違わないことなどから、足のトラブルが少ない。

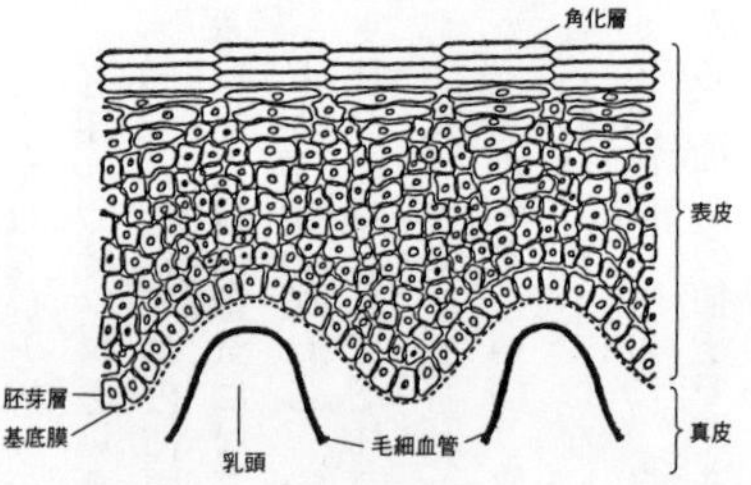

図Ⅳ－１ａ　通常の上皮組織

そのためか、ペディキュアなどという「足の床屋」みたいな職業が成り立たない。

ウオノメは、「皮膚の分化と増殖」という一般的な問題を考えるには、面白い材料である。皮膚は、表面にある表皮という上皮組織と、その下の真皮という結合組織からなる。表皮は表皮細胞のみからなり、われわれが見る皮膚の表面は、この表皮細胞が、表皮の上層で角化したものである。角化した細胞は、細胞内部がケラチンというタンパクで完全に近く置きかえられたものである。ケラチン以外には、核その他の細胞小器官がほとんどなくなっている。ただ、元来が細胞だから、細胞膜は保存され、これが角化細胞どうしの接着を助け、細胞をしっかり結合している。

角化した細胞は数層に重なり、角質とよばれる。角質は絶えず剝げ落ちる。剝げ落ちた分は、表皮の下層から上がってきて角化する細胞により補充される。剝落する角質がいわゆる垢の主成分である。

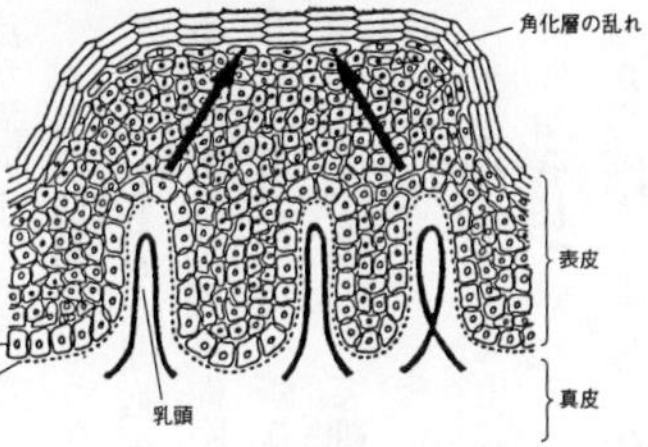

図Ⅳ－１ｂ　ウオノメの上皮組織

補充のためには、細胞が分裂増殖しなくてはならない。その分裂は、おもに真皮に接する表皮細胞で起こる。増殖がきちんとコントロールされていることとは、角質が常に表層から剝落しているにもかかわらず、表皮の厚さが変わらぬことから明らかである。もちろん、傷が生じて、表皮に欠損が起きても、ちゃんと補完され、ほぼもとの状態にもどる。

ウオノメの場合には、何が起こっているのか。ウオノメでは、真皮の乳頭が極端に発達する。乳頭というのは、真皮と表皮の境界部分で真皮が表皮側に突出するものである。乳頭の多い部分では、表皮と真皮の境界は強く波打つことになる。増殖する細胞はおもに真皮に接するものだから、ウオノメの部分は、皮膚の表面積に比較すれば、ほかより増殖性の表皮細胞が多いことになる。したがって、この部分では、細胞の増殖率が変化しなかったとしても、表皮が周囲より厚くなってしまうのであろう（図Ⅳ－1a・b）。

表皮の増殖はどう統御されるのか。まず考えつくのは、単純なフィード・バック系の存在である。各表皮細胞が、自分自身の増殖を抑制する因子を絶えず産生している、と仮定する。局所的に表皮細胞の集団を考えた場合、その集団を構成する細胞数が減少すれば、増殖抑制因子の生産が減り、その局所では、増殖抑制因子の濃度が下がる。したがって、細胞が増殖する。こうして細胞が増加し、抑制因子の濃度がもとの状態まで回復すれば、増殖は停止する。

抽象的な解答としてはこれで十分である。しかし、考えようによっては、この答えは、すでに知られていたことをやや違った表現で述べたにすぎない、とも思われる。ただ、この表現から、たとえば具体的には、抑制因子を化学的に分離し、構造や作用を決定できるはずだ、ということになる。そして事実、そうした研究も行われてきた。

一方、同じ具体的でも、違った具体性もある。それはたとえば、個々の細胞が実際に置かれている環境の中でどう行動するか、を調べることである。分裂で生じた二つの娘細胞の運命には、増殖性の細胞にとどまるか、角化してもはや増殖しないか、の二筋道しかない。二つの娘細胞のうち、どちらが増殖細胞にとどまり、どちらが角化するのか。あるいは、そうした分化の過程はまったくランダムであり、増殖細胞ないし角化細胞の全体数が統御されているだけなのか。

分裂で生じた娘細胞が、角化という運命をたどるかどうかは、個々の細胞に注目すれば、まったくランダムだという意見もある。しかし、よく見ると、皮膚の場所によっては、角化細胞がきわめて規制的に、柱状に配列することがある。しかも、細胞が角化すると、扁平化し、一個の細胞の占める面積がきわめて大きくなるので、その下に増殖性の細胞は多数個あることになる。とすれば、こういう場所では、将来角化して個々の柱の構成要素になる予定運命の細胞は、角化細胞の柱の下にある数個ないし数十個の細胞の中にしかない。しかも、その中では、表面から見て柱の中心に近く位置するものほど、将来柱の構成要素にされてしまう、つまり角化する可能性が高い。さもなければ、規則正しい角化細胞の柱はできないと思われるからである。ゆえに、構造を考慮するなら、細胞が将来角化する確率はすべての細胞で等しい、と言うことはできず、細胞の置かれた位置によっても変動するはずだ、ということになる。

こうして見ていくと、現代医学がいくつかの考え方で進められているのがわかると同時に、ウオノメ一つをとっても、そうした考え方を頭の中で折り合わせるのもなかなか面倒なことがよくわかるのである。

柳の枝は、水面を察知するのだろうか？

1　自然の中に潜む規則性の意味は？

血管の枝分かれ、が今回のテーマである。御用とお急ぎでない方は、木の枝の分かれ具合でも眺めて、このテーマをのんびりお考えいただこう、というわけである。近年、流体力学方面からの工学的な循環器学の進歩は著しい。しかし、そうした成果と形との結びつきは、たぶん形態学者の怠慢もあって、まだ不十分である。

十九世紀以来、解剖学者は血管の枝分かれの法則性を論じてきた。Roux の法則（一八九五）は次のようなものである。

一、動脈が同じ大きさの支枝に分かれるときは、分岐する二本の支枝は、主幹に対して同じ角度をとる。

二、もし、分岐する二本の支枝のうち、一方が細ければ、細い方が太い方より主幹に対して小さい角度をとる。

三、支枝が細すぎて、分岐後も主幹の太さに影響を与えぬ程度なら、こうした支枝の分岐の角度は大きい。

いろいろな事情でこうばかりもいかぬ、という例外もあるが、実際に当たってみると、基本的にはこうなっているらしいとわかる。動脈と静脈ではむろん規則が違うであろう。培養神経細胞の軸索が出す小分枝（糸状偽足）の分岐角を丁寧に計測して、ヒストグラムに表示した論文もある。なぜか、六〇度、九〇度、一二〇度に山がある（R. J. Strassman, N. K. Wessells: Tissue & Cell, 5(3), 1973）。

分岐点の形も、細かく見れば特徴がある。静脈では、合流点が鋭い角をなし、電子顕微鏡で見る内皮細胞のレベルまで鋭い角を見ることがある。これは、合流点で乱流が生じないような配慮であろう。分岐点には、クッションと呼ぶ特有な構造を見ることもある。これに関する論文も多い。もっとも、こんなことまで考えていたのでは、枝分かれの問題が問題の枝分かれになってしまう。

医学も最近は忙しく、新知見は各分野で応接にいとまがない。枝分かれの法則、などという問題をのんびり考えている暇などない、という方も多いであろう。しかし、忙中おのずから閑あり、たまにはさまざまなものに見られる、さまざまな規則でもお考えいただければ、脳動脈硬化の予防になるかもしれない。もっとも、考えたおかげで頭痛がしてきた、という方には、ぼんやり絵でも眺めていただくことにして、特に薬は処方しません。

ある。

2　なぜ、生物の体は左右対称なのか

「自分の姿を鏡に映すと、左右は逆転するが、上下は逆転しないのはなぜか」というのは、有名な問題である。生物の左右対称性は、実験発生学者シュペーマンのテーマの一つでもあった。

循環系にも、左右対称性に関する問題は多い。図Ⅳ－2は、胎児の血管系である。心臓を除いて、主に大血管系だけを模式的に示す。この図は、いくつかの時期をまとめて理想化したもので、胎児がこういう状態を示す具体的な時期があるわけではない。ともかく、この状態では、大血管系は明らかに左右対称である。

成体では、大血管系は左右対称ではない。たとえば、大動脈弓は左の第四鰓弓動脈に由来する。二本の背側大動脈も、哺乳類では左が残る。

妙なことに、爬虫類では、大動脈弓も大動脈も、成体では右が残る。この意味では、「哺乳類を爬虫類から導くことはできない」（西成甫）。爬虫類との類縁が明らかな鳥類は、やはり右大動脈弓を持つ。二本の大動脈弓を持つワニの場合でも、頸動脈のような主枝は、右大動脈弓から派出する。

対称な血管系が、胎児期のある時点から非対称になるのはなぜか。ムダだからだろうか。

左右の決定は、どのように行われるのか。もし、偶然性の高い決め方なら、左右どちらでもよい、という道もとれたはずだが、哺乳類、爬虫類といった大きな群が、全体として一方を選択するには、相応の事情があろう。それはどんな事情か。

進行方向の先端に頭を発生させた動物は、普通左右対称型である（節足動物、脊椎動物）。しかし厳密には、左右対称性がどこまで成り立つかも、また問題である。右手と左手とが、あらゆる意味で全く対称なら、「思わず手が出る」ときの手は、右か左か本人が決定できないであろう。足ではもっと困る。両足が一度に出ようとすれば、動けぬか転ぶしかない。左右が微妙に違っていることが、事情によってはきわめて大切なのである。

ところで、冠状動脈という用語が、正式の解剖学用語にないことをご存知であろうか。あるのは、右冠状動脈と左冠状動脈である。心臓は左右対称の臓器ではなく、他の動物とは異なり、左右は別ものと見なされるからである。

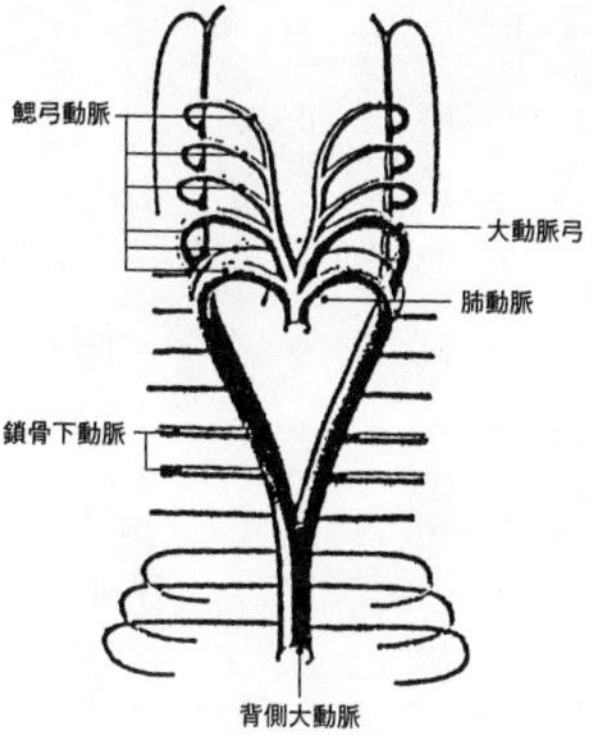

図Ⅳ－２　胎児の血管系の模式図

3　柳の枝は、水面を察知するのだろうか？

皇居のお堀端でしだれ柳を見ていると、いつも不思議に思うのは、垂れた枝先がうまく水面で止まっている、と見えることである。地上に枝先が垂れるときも、地面に葉が寝転んでいることはあまりないから、やはり何かフィード・バックが働いていよう。

循環は、血液自体が出発点へ戻ってくるから、それ自身フィード・バック機構であるが、形態学は元来は対象に時間を含まず、こうした機構を直接扱うのは苦手である。しかし、フィード・バック機構の存在を考慮しなくてはならぬ問題は多いから、結局は解剖学が想像力の訓練みたいになってしまう。

頸動脈洞は、循環系の調節機構がある部分として有名で、頸動脈小体もここにある。解剖学的にも、おもしろい問題が多い。たとえば、キリンは立ち上がると、心臓から五、六メートル上方に頭があり、一方、水を飲もうとすれば、心臓から二メートルくらい下まで頭が下がる。この動作はたかだか数秒で起こるから、キリンが脳の血行を保ち、たちくらみしないのには、なかなか工夫が要るのではないか。

そう考えて、キリンの頭頸部の動脈を調べた人もある（W. E. Lawrence, R. E. Rewell, Proc. Zool. Soc. Lond, 118(1), 1948)。キリンでは、頸動脈洞の近辺から、内頸動脈、後頭動脈に相当する枝が一度に出て、内頸動脈は椎骨動脈に流入している。外頸動脈は、一部が怪網 rete mirabile となって終わる。

こうした所見から、いくつか議論は組み立てられるが、生理学ではないから、もう一つ迫力がない。この辺が解剖学の弱点である。

怪網はあまり注目されないが、動脈が急に多数の細枝に分岐するもので、ネコや有蹄類では外頸動脈の枝にあり、機能はいろいろに推測されているが、はっきりしない。冷却装置と見られる場合もあるし、圧を調節する、という人もある。ナマケモノの上腕動脈も、みごとな怪網をなすことが、十九世紀から知られている。年中腕を使って、枝からブラ下がっているのに関係があるのだろうが、キリンやナマケモノを調べようという人は、この忙しい時代だけではなく、昔もあまりいなかったようである。怪網は肉眼的な構造であるが、組織学的に見られる動静脈吻合でも、調節の問題は難しいと思う。

4　ヒトは、そこに何を見るのだろうか

当たり前の話だが、形態学では形を見る。考えてみると、この〝見る〟という作業は、案外難しい。科学では、物を虚心に見る、ということはあまりない。むしろ、〝経験〟、〝偏見〟ないし〝理論〟に基づいて見る。

たとえば、われわれはヒトの顔をすっかり見慣れてしまった。こうした経験は、視覚に大きな影響を及ぼす。英国の生理学者R. L. Gregoryは、ヒトの顔の凹面について、これを実証してみせた。

デス・マスクの型は、ヒトの顔の凹面である。これを写真にとるとする。写真には、顔の凹面が焼きつけられる。ところが、この写真に、われわれはどうしてもヒトの顔そのもの、すなわち凸面を見てしまうのである。言い換えれば、われわれは、二次元像から顔の凹面を再構成する能力を失っている。

現実を〝経験〟ないし〝偏見〟で見ている、というのはこのことである。そのかわり、われわれが顔を見て個人識別をする能力は、驚くべきものなのである。

顔の二次元像は、〝顔〟という意味を持つ。われわれが事実を認知する場合、事実を支えてくれるのは、〝意味〟である。意味を持たぬ事実は、すぐ忘れられてしまう。

大動脈の尾端からは、あってもなくてもよさそうな細い動脈が出る。この動脈は、正中仙骨動脈という立派な名を持ち、教科書に必ず記載される。これは大動脈の主幹の続きで、尾の発達した動物では相応の太さを持つ。つまり、〝大動脈の主幹〟というのが、この動脈の意味なのである。機能や発生を、ある形態の意味だと考えると、形態学は大変わかりやすく、おもしろくなる。

他方、既知の〝意味〟にもとづくだけで物を見ていれば、新しい発見はない。見慣れた現実が、新しい意味を帯びるのは、観察するわれわれの側に新しい視点があるからである。新しい視点は、しかし、虚心に物を見ることから生まれることがある。ここのところが難しい。意味と新しい発見との間には、協力関係と緊張関係とがあり、こうした関係は本来、自然科学のような経験科学では、作りつけのものだ、と考えざるを得ぬ。

これは、もちろん、日常の生活でも同じであろうか。〝見る〟ということの奥行きは深い。

5　連続、それとも不連続？

一匹の仔が親の尾のつけ根に食いつき、その仔の尾部に次の仔が食いつく、というふうにして、何匹かがつながって歩く。この奇態な行動をキャラバン形成と言う。キャラバンを形成するのは、食虫目トガリネズミ科ジネズミ亜科の動物である。あまり聞き慣れぬ名かもしれないが、わが国でもトガリネズミ科の動物は十種ほど見られ、全国に分布している。いずれも同じ食虫目の仲間であるモグラに形が似る。たとえば鼻が細長く、眼がごく小さい。

ここに登場するのは、ジャコウネズミのキャラバンである。ジャコウネズミはわが国では、長崎、鹿児島、沖縄に住むほか、アジアの熱帯に広く分布する。ラットやマウスのような齧歯目のネズミではなく、やはり食虫目で、ジネズミ亜科に属す。ネズミという名がまぎらわしいので、実験動物学会では学名の Suncus murinus をとって、スンクスと呼ぼう、と提案している。スンクスは人に伴って分布を広げる動物で、飼育は比較的易しく、現在わが国では実験動物化が進んでいる。将来ラットやマウスとはひと味違った、国産の最初の実験動物になるかと思う。研究上は相当に興味深い動物で、キャラバン形成に限らず、おもしろい特性がいくつかある。

親仔がどうしてつながる必要があるのか、よくわからない。この情景を野外で見て感心し、ネズミの知恵も大したものだ、と新聞に投書した人もある。目立つ行動だから、これを見事な映画に撮った研究者もある。巣が脅かされたときに生じるので、防衛的な行動と解釈することが多い。つながった親仔を一匹の動物と見れば、足が何本もある、毛の生えた、気色の悪いヘビ様の動物に見えるのかもしれぬ。実際に見ると、理屈ぬきに愉快な行動である。

こうした個体のつながりは、元来離れているものが突然つながる、という点で目立つ。身体内の構造の連続性は、それに対し、通常は当たり前として受けとられる。当然といえば当然だが、血管系や神経系はその連続性に意味があり、切断すれば常に大変である。呼吸器のように、消化管を横切るところに構造的な不連続性があって、トラブルを起こす器官系もある。モチがノドにつかえるのがそれである。

らである。

6　時には〝逆立ち思考〟が必要では

コウモリは倒立する。このことはあまりに当たり前なので、案外見過ごされる。コウモリが空を飛ぶことばかりが目立つのである。私はコウモリは倒立し、やがて空を飛ぶことになった、と考えている。そう考えると、手が翼に変わることができた事情が何となくわかるからである。

コウモリのように、ひっくり返って見た世の中は、ずいぶん違って見えるであろう。そこで、コウモリは頭が混乱するのを避け、光より音に頼ることにした種類が多いのかもしれぬ。つまり、普通の食虫性のコウモリは、超音波を発してその反響で対象を検知するのである。ところが、ここに示したオガサワラオオコウモリを含め、オオコウモリと呼ばれる一群は、なかなか目がいいらしい。網膜の構造が特殊化し、奇妙な凸凹を示すのである。その意義ははっきりしない。ひょっとすると、ひっくり返しに世の中を眺める都合で生じた現象か、などと思う。

物事を逆に見る、というのは、時には大切な視点である。バックウォルドの小文に「だれがコロンブスを発見したか」というのがある。インディアンから見れば、これが正統派の歴史である。コロンブスがアメリカを発見したわけではない。

心臓は動脈血を送るようにふと思うが、右室はむろん違う。では、右室が特別に心臓に生じたか、というと、そうでもない。魚類を見れば明らかであるが、古代の脊椎動物では、心臓は肝と鰓との間に置かれ、「静脈心」である。つまり、心臓は元来中を静脈血が流れるものとして発生した。一方、魚類では、冠状動脈は欠けることが多い。これは、心室壁が海綿状の心筋でできており、心内の血液で十分栄養が可能だからと考えられる。しかし、魚は成長が完全には止まらない。ゆっくりでも、絶えず成長していく。そこで、大きな魚になると、冠状動脈が生じてくるのである。同じコイでも、小さいのには欠け、大きいのにはある。爬虫類では心室壁の緻密層はまだ薄く、冠血管はこの部分のみを灌流している。哺乳類の心筋では緻密層がよく発達するようになり、それに伴って冠血管が発達せざるを得ない。この点は、同じく哺乳類になってよく発達する脳の一部と似ており、歴史的には新しく、したがっておそらく、こうした類の血管には割合トラブルが起き易いのだろう、と思う。

7 仕掛けの不思議、あれこれ

日本語で言う〝からくり〟には、巧妙な仕かけ、という意味に加えて、表面からではよくわからぬ、裏に隠された機構、という含意があるように思う。

私が〝からくり〟で思い出すのは、動物の〝ヒゲ〟である。ネズミやネコの顔も、あのヒゲがあるので、見ようによってはなかなか立派に見える。

解剖学ではこのヒゲを洞毛と呼ぶ。毛根が静脈洞にすっぽりつかっているからである。洞毛の毛根には、この静脈洞を横切り、百本に達する神経線維がやってくる。すなわち、洞毛は全体として感覚器、それも特殊な機械受容器であることは間違いない。

この静脈洞には、いったいどのような意義があるのだろうか。これを陰茎に見られるものと同様の腫張体だ、と主張した人もある。機械的な動きを感じる受容器だから、血液中に毛根をおくことにより、周囲からの影響を遮断する、と考えた研究者もある。この静脈洞が、ただ毛根に大量の血液を供給するためでないことは、ここに直接流入する動脈が常に存在するわけでないことからもわかる。使い古しの血液を一時的に貯留しているわけである。さらにまた、洞壁は堅く、軟骨様の硬度があり、平滑筋を欠くので、腫張体でないこともはっきりしている。

私は、この静脈洞は、振動系における damper だと考えている。洞毛は外からの振動をも検知するようにできているが、その場合、洞毛も同期して振動するはずである。ところがこうした振動系では、damper がない限り、振動は容易に減衰してくれないのである。音叉を思い出していただけば、そこは明らかであろう。

この種の末梢知覚器は、よくよく見ていると、さまざまな〝からくり〟の宝庫にも思われる。血液を damper に使う、というふうなやり方は、他ではまず見られないであろう。血液ないし血管のずいぶん特殊な利用法である。もっとも、内耳の内リンパも、洞毛の場合の血液と同じような機能を分担する。ただし、内リンパは組成も特異で、他にも重要な機能があるから、洞毛の場合と並置するわけにはいかない。

血管や血液を、本来の使いみち以外にこうして利用する例は、他にもあろうかと思う。考えてみられたら、まだまだいろいろな例があるはずである。

8 悠久の時間の中を貫徹するメッセージがある

メッセージという英語はなかなかうまい日本語になりにくい。伝言とかことづけとかいろいろやってみるが、もう一つピンとこないことが多い。化粧品の広告で使う外来語が非難されるが、あれはひど過ぎるとしても、日本語にするために苦労する言葉が実際多いことは、本気で翻訳をやってみた人は先刻ご存知であろう。

苦労するのは、案外簡単なことばの場合である。メッセージもそうだが、グループというのも意外に困る。群ではいかにも堅いし、そうかといって探してみてもなかなかうまいことばがない。そこでやっとグループという概念は日本語にはないので、この外来語が使われるのだ、と納得することになる。

これは日本語と英語の単語の対応関係の問題である。対応関係の問題が実は情報に関する部門では最大の問題ではないか、と常日頃考えている。遺伝子の解析はここ三十年ほどの生物学の最大の成果の一つだが、その基本は三つの塩基と一つのアミノ酸の対応関係にある。科学というのは論理に基礎を置くと思われているが、事実上の基礎はむしろこうした厳密な対応関係なのである。それは免疫学における抗原と抗体の関係を見ても納得がいくであろう。

循環系では、情報を選ぶのにホルモンが利用される。ホルモンの場合の対応関係はホルモンの分子とその受容体の間に成立している。睾丸性女性化症の例では情報の受け手の具合が悪いわけだから、ホルモンと受容体の間の対応関係が成り立っていない。この例は情報の面から言えば、遺伝情報と内分泌という二つの面にまたがった、案外ややこしい例と言えよう。

もう一つ大変なことは、情報の整理である。科学は膨大になりすぎて整理に苦労している。遺伝情報も、たとえば五万に達するとされる（一九八〇年代当時）ヒトの遺伝子がどのように染色体の中で整理されているのか、という知識はまだまだ足りない。そこにはおそらく、何ともうまいやり方だ、と感心せざるを得ないような事実がたくさん含まれているであろう。それがわかってくるのをのんびり待っている、というのも悪くない気がする。果報は寝て待て、と昔から言うくらいである。

V
綺想

十で変人

どんな社会にも、それぞれの尺度がある。私は大学に勤めているが、親兄弟親戚一同ならびに友人たちは、お前のような奴は大学に置くより仕方がない、あとはどこへ出しても使い途がない、と言う。大学は役立たずを置くところだと思っているらしい。

一同の私に対する言い分はこうである。お前はそもそも愛想が悪い。営業やら政治やらには到底向かない。次に身なりが悪い。年中同じ服を着ていて、しかも何となく見すぼらしい。髪の手入れも悪い。どう見ても社会人としての自覚に欠けているとしか思われぬ。それにも増してよくないのは、わがままなことである。気が向かなければ働かない。等々。

私が留学するとき、恩師が書いて下さった推薦状には、この男は怠け者だが、気が向けばよく働く、とあった。推薦状であるから、流石に否定形ではなく、肯定形で書いてある。そこに不肖の弟子に対する恩師の並々ならぬ苦労が滲み出ている。

他方、大学では、同業の人たちにまで、「どうやら道を間違えましたな」と言われる。本人が喜んで一生懸命やっていることが、何となく見当がはずれているからである。当人が面白がってやる仕事ほど、変な仕事だと思われる。この分では、文化勲章もノーベル賞も貰えそうもない。第一、私は物心ついてから不惑を過ぎるに至るまで、ずっと学校に通っているのに、そもそも賞というものに当たったことがない。本を読みながら歩いていて、電柱につないである馬に衝突したことが一度、バスに後からお尻を突つかれたことが一度、あるだけである。

要するに、どの社会の尺度で計っても、私は半端者だと言わざるを得ぬ。出来合いの尺度で計る限り、半端者であることを免れないとすれば、自分の物差しを作るより仕方がない。もっとも、学問というのは、元来は自分の物差しを作るものである、という気もする。森羅万象ことごとくを自分の物差しで計るとなると、これは大変である。時間はいくらあっても足りない。その故か、最近は特に忙しいような気がしないでもない。

この本（『私の頑固作法』）の編集担当である木田さんの手紙には、どういうわけで私が昆虫を好むか、理由を述べよ、と書いてある。さらに付け加えて、虫と、専門分野である解剖学との関係を説明せよ、とある。

いかにも私は昔から虫が好きである。学生の頃は、ひょっとすると、虫に付き合った時間の方が、人間と交際合《つきあ》った時間よりも長いかもしれぬ。虫を見る目で、世の中を眺める癖がないではない。それで世間と尺度が合わなくなったのかもしれぬ。

私の場合、交際合う相手を虫と同じように想うなら、つまり興味と関心と愛情とを注いでいるわけである。しかし、これでは世間は通らない。何故か人は、虫と同格に置かれると、虫ケラ扱いにされた、と言って腹を立てる。

私の物差しが狂ってきたのは、考えてみれば、幼時に原因があるかもしれぬ。

私が子供だった頃、セミは竿の先に鳥モチをつけて捕った。鳥モチは使っているうちに、さまざまなゴミが付く。粘着力がなくなる。そうなるとセミが捕れなくなるから、再生法をいろいろ考える。誰でも思い付くのは、クモの巣である。竿の先の鳥モチの付いた部分に、クモの巣をいくつも巻きつける。クモの方こそ災難である。折角こしらえた巣を、どんどん持っていかれる。搾取というのは、こういうところにもある。

時々網を持ってくる子もある。終戦前後のことで、どうせ碌《ろく》な網はない。穴が開いているか、いずれ穴だらけになる。やがて枠だけ残る。この枠に丁度はまるように、またクモの巣を張る。これは一回使用すると、クモの巣に穴が開く。やはり繰り返しクモを搾取することになる。

こういう方法で捕まるセミは、大体草臥れたセミである。元気のいいセミは、借り物のクモの巣など、物ともせず逃げてしまう。われわれの幼時のセミの捕り方は、実に自然保護の原則に適合したやり方であった、と言わざるを得ぬ。

盛夏の頃、鳥モチでセミを沢山捕まえて家に帰ったら、北陸の田舎から来訪した父方の祖母に出会った。祖母は私の虫籠を見て、「お盆にそんな虫を捕まえたりすると、極楽には行けないよ」と諭した。今考えてみれば、玄関先で出会い頭に浄土真宗と鉢合わせしたのが運が悪い。そのときはうわべで素直に聞いてはいたものの、腹の中では、クモを搾取し、額に汗して折角捕まえたセミである、解放してなるものか、と思っていた。私の虫採りの権利は、そういうわけで、極楽の入場券と引き換えに手に入れたものである。そう簡単に手放すわけにはいかない。

祖母は長生きをしたが、離れて住んでいたこともあり、やがて呆けたから、正気で言われたことで私が記憶しているのは、この一言だけである。

ふつう人は十歳になると、神童になる。世間の尺度で受け入れられることをして、評価されるわけである。私は十歳で変人になった。どうして変人になったかというと、虫好きが昂じて、十歳のときに甲虫を集めよう、と決めたからである。何故虫を集めよう、と決めると変人になるか、というと、大人が「どうしてそんなに虫が好きか」と訊くからである。木田さんと同じことである。実は三十年来、同じ質問を繰り返し訊かれているのである。変人になる理由の方は、これから書く。

子供は真面目で素直だから、どうして虫が好きか、と訊かれると、真剣に考え込む。どうしても理由がわからぬ。今でもわからぬものが、当時わかるわけがない。そこで止むを得ずことになる。

俗説とは、学問的根拠はないが、世間に広く流布している説を言う。俗説によれば、理由なしに虫を好くものは、変人に限る。したがって、私は変人に違いない、という

子供が自分は変人である、と規定するとどうなるか。事実変人になる。何故かというと、変人とは、普通のことを普通のようには、やらぬ人である（と子供は思う）。だから、普通の人が普通のことをするような機会に、あたりを窺う。他人の振りを見る。努力して人のやるようにやろうとする。故に、子供らしくもならなければ、自由闊達にもならない。当たり前のことが、当たり前にはできなくなる。それでとうとう変人になる。

大人がこうなれば、自意識過剰と言う。これは多く、インテリがかかる病である。ひょっとすると、私は十歳でインテリになったのかもしれぬ。

さらに、子供の頃から、他人にとっては面白くも何ともないが、自分には面白くて仕方がない、という経験ばかり積み重ねれば、人間が変に頑固になっても、これは当たり前である。他人の尺度が必ずしも自分には該当せぬことは、幼い頃から自然にわかっているからである。そうかといって、他人に虫が好きになれ、と命令しても、これはムダというものである。そのくらいのことなら、こちらも心得ている。

そういうわけで、虫との付き合いは、私の性格形成に影響が大きい。私が世の師表となるに足る人物であるならば、今日私があるのはすべて昆虫の御蔭であります、と見得をきるこ

とができるわけであるが、変人になっただけ、というのでは、どうも気勢があがらない。虫のためには甚だ遺憾である。虫のことを思えば、今後いよいよ努力を重ねて、立身出世をしなくてはならない。

私はあるときから、国内で虫を採るのをほとんど止めた。どうして止めたかというと、虫が減ったからである。以前は三月末にもなると、天気の良い日に、日だまりの中を小さな甲虫が沢山飛び交うのがわかった。一ミリ前後のごく小さい虫たちである。小さいから、チンダル現象を利用しないと、野外ではよく見えない。つまり、雨戸から洩れる日の光を横から見ると、空中を舞っているホコリが光って見える、という、例の現象である。

お寺の境内の日当たりの良い場所に行き、木漏れ日や、建物の複雑な形をした部分からの蔭を利用して、空中を眺める。はたから見れば、まさに空を睨んでいるわけであるから、やはりこれは寺の境内がよろしい。修行中と間違ってくれる人があるかもしれぬ。他の場所では、心の病だと見なされる。こうして空を睨んでいると、やがて沢山の虫が宙を舞うのが見えてくる。それを網で捕まえる。

最近では見てもムダである。虫がほとんど飛んでいない。少なくとも私が小さかった頃から十五年くらい前までにくらべたら、虫の数そのものが著しく減ったのではないか、ということは、これだけでもわかる。

こういうことがわかってからは、もう虫を捕まえる気がしない。多分、江戸の人間が御維新のあとの東京で、ややこれに似た感じを持ったかもしれぬ。

外国では、それでもやはり虫が採りたくなる。以前どのくらい虫がいたのか、こっちにはわからないから、虫を捕まえてもあまり心が痛まない。しかし、それでも近頃はつい仏心が出て、昔ほどには沢山集めない。年の故かも知れぬ。

虫が減ったというが、必ずしも減ったと思わぬ人もいるかもしれぬ。現にゴキブリは増えた。ゴキブリの駆除装置はアメリカにまで売り捌かれている。ただし、増えたゴキブリは、おそらく八千種ほどあろうかと思われる全世界のゴキブリのうち、屋内に住みつくほんの数種である。しかしとにかく、ゴキブリは増えた。他にも増えたのがある。私の研究室では、今年はジンサンシバンムシがいたるところに出現した。これは別名クスリヤナカセと言うそうである。昔の薬屋は漢方薬を扱う。乾した植物が沢山置いてある。この虫はそういうところに出現する。わが研究室のどこかにも、何かその類のものが置いてあったに違いない。何しろ解剖学教室には、古い標本が沢山置いてある。どこから何が出てくるか、わかったものではない。それをあてにしてか、ヤモリまで住みついている。

見ようによっては虫が減ったわけではないとすれば、減ったのは一体何か。それは多様性ではないか、と私は思う。多様性というのはつまり、「いろいろであること」である。

たとえば、昆虫の世界で最も印象が深いのは、種類数の豊富さである。私が集めている甲虫類だけでも、名前が付けられたものだけで、約三十万種ある。実際には、それの倍くらいあるかもしれぬ。それだけの種が、それぞれ固有の生活を営んでいる。つまり虫というのは、実にまったく「いろいろ」である。

生物の特徴を言い表わすのに、自己増殖系である、とか、代謝を行う、とか、いくつかの特徴が挙げられる。しかし、虫の世界全体を眺める限り、私にとって最も目立つのは、その多様性である。多様さが生物の一つの特徴をなしている、というのはむしろ私の経験的な感覚である。その裏付けは、私が幼時から知っている虫の世界である。進化の過程で生物の多様性は増え続けてきたのに違いない、と私は思う。事実、単細胞生物であるアメーバのようなものから人間まで、今でも存在しているではないか。より「高等な」生物が出現したからといって、より「下等な」生物が滅びる、という必然性があるわけではない。

ただ、人間が出現してから、生物の多様さは減ってきているのかもしれない、と思う。ステラー海牛やモアは、人間が皆喰べつくしてしまった。旅行バトは数億羽が羽根ブトンに変化した。虫ケラに至っては、どれだけいなくなったか、皆目わからぬ。ひょっとすると、多様性と共に、自己否定というのも、生物の本質の一つかもしれぬ。

解剖学の領域にも、生物の多様さは見事に表現されている。扱う名称が多すぎて、解剖を勉強する医学生が頭をかかえるのも、多様性の一つのあらわれである。比較解剖学では、さまざまな動物の、さまざまな器官を、さまざまな見方で取り扱う。ここにも生物の多様性が典型的に現われている。

その意味で、解剖学をやるのも、虫を集めるのも、私にとっては同じことである。

科学というのは、元来が原則主義に立つ。だからわかり易く、力強い。原則というのは、少ないほどよく、できれば一つであることが望ましい。マルクス主義でも毛沢東主義でもよいが、とにかく一つであるのが肝心な点である。

ところが、原則を抽出して、それで現象を説明していくと、原則に関わらぬ事象はどんどんこぼれていく。いわゆる「落ちこぼれ」である。私は生き物は多様だ、という前提または偏見があるから、落ちこぼれが気になって仕方がない。落ちこぼれなどを気にしていると、どうも立派な原理を発見するには、妨げになる。それで年中苦労をしている。

本音を言えば、高々虫メガネで見た程度で、三十万種の区別がすでについているような甲虫の世界を、単に一部として含む生物の世界が、それほど少数の原則に還元できるわけがない、と思っている。しかし、原則主義者と議論すれば、非原則主義者は必ず負ける。そもそも勝負にならない。何故なら、相手はある原則を正しいとし、それを主張する。それで説明できぬことは、所詮大切なことではない、と言う。枝葉末節にすぎない、とする。これに対抗するには、私も相手に劣らず堂々たる原則を主張しなくてはならぬ。それは私が落ちこぼしを作ることである。それはできない。相手と同じになってしまう。

これを救う道は、いまのところ一つしか思いつかない。頑固になることである。原則を言わぬとすれば、男は黙って頑固になるしかないではないか。

図書館を書庫と割り切って

生来の怠惰の故か、医学図書館にはどうしても行かないわけにいかなくなるまでは、大抵行かない。それでも仕事の計画をたてたり、原稿を書いたり、論文をまとめたりするときには行かないわけにはいかず、そんな具合に医学図書館を利用させていただくようになってから、かれこれ十五年以上もお世話になっていることになる。

人によって思ったより違いがあるのかもしれないが、私のまわりを見渡しても、それほどセッセと図書館に通う人はあまり見かけないようで、図書館通いの頻度は教室の方々も私と似たようなものと見うけられる。最近は読みたい論文は大抵コピーにとってしまうし、欲しい単行本は身近に置けるように買ってしまうことが多いから、図書館は本を読むところというよりは、時々は必要だが手元には置けない文献を置いてある書庫という感じが強い。

本を読むときの図書館の最大の問題点は他の人たちに気を遣うということである。本を読むというのはそもそもが静かな行為であるはずであるから、別段特に気を遣う必要はないようなものの、気を遣うべきだという意識がすでに集中の邪魔になるのだから仕方がない。

本の読み方というのは人によってずい分違うのだろうと思う。私の畏友Y助教授は二十年昔の学生の頃、解剖学の教科書を音読し、その声をテープレコーダーで採録して、ベッドの上に寝転がって自分の声を聞きながら試験勉強と称して休んでいた。テープレコーダーの普及度は今は昔の比ではないと思うけれど、こんな本の読み方はその後あまり聞いたことがない。もっともこの先生はこの種のかなり無益な思い付きの得意な人で、ポータブルテレビの伸びちぢみするアンテナが根元から折れてしまったのを利用して紙巻タバコ用のパイプを作り、会議のときに灰皿が遠くにあっても大丈夫だと言って使っていた記憶がある。

私は物を読むときは身体が重力に対し垂直である方が読み易く、つまり寝ころんで読む方が好きである。しかし電車の中でも、歩きながらでも、便所でも、風呂でも読む。したがって熱いお風呂は好きではない。いろいろな本の読み方をするが、どうも、図書館で読むのが一番落着かない。第一本を持ったままトイレに行くわけにいかず、ウロウロ歩きまわるわけにもいかないので、多少閉所恐怖症気味の私には図書館はよくないのである。

読むということに関して図書館側がこんな変な人たちの要求を一々満たすわけにはいかないことが明らかである以上、図書館はやはり本を読む場所ではないということになり、現在のところ医学図書館は私にとっては書庫と言わざるを得ず、また一方よい書庫であって欲しいと思うのである。図書館を書庫と割り切って、読むという行為はとりあえずそこからできるだけはずしてしまい、それはどこなり、どういう体位なりで各人勝手にやっていただくことにすると、医学図書館に要求される機能が一方ではずい分はっきりしてくるのではないかとも思う。ヒトのやることを統一することはできないが、物は整理することができるからである。

良い書庫の条件というのは、ごく常識的なことになってしまう。まずは必要な本が充分にそろっていること、つまり入っている情報量が多いということであろう。別段そこにとりあえず本がなくとも、頼んでおけばいずれ近いうちにその本が出てくるはずなどというのは怠け者には理想的な書庫である。

私は解剖学という旧い学問を専攻しているので、古い論文が入用になることがよくある。解剖学では、何かの薬のように昨日までは薬だったが、今日からは毒になった、というようなことがないかわりに、折角のよい思いつきだと思ったことを、ひいおじいさんと同年くらいの人がとうに考えついていたりすることがあるので、文献を見るのに遺漏がないことが案外大切なのである。解剖学関係の著名な雑誌でも第二次大戦前後の分が欠けているのは、東大の医学図書館を使い出したときに間もなく気がついた。はじめはブツブツこぼしてみたが、それほど欠けた分が多いわけではないのだから、留学中にコピーをとってそれを図書館に置いておけばよいと思いついた。思いついたもののやはり留学中にはコピーをせずに終わってしまった。第一にどの巻号が東大に欠けているのか、メモをとっていかなかったからである。第二に私はアメリカのようにお金持ちの国に行ったわけではなく、研究室のマネージャーはケチであることでは滅多に例を見ない豪の者であったからである。

私の留学先は濠州のメルボルン大学であったが、ここの図書館も東大の医学図書館にそっくりで、入館は大学構内への車の乗り入れよりはずっとうるさくなかったものの、無用の者立ち入るべからず、という雰囲気はあった。中へ入ってしまうとこれはもうどこの図書館も同じことで、高々窓から水着姿の女子学生が日光浴をしているのが見えるのが学問の妨げになる程度で、東大の医学図書館で七徳堂の剣道の稽古の妙なカケ声が聞こえるのと所詮似たようなものであった。

米国へ行った人たちの話を聞くと、図書館の機能が日本と段違いに良いことがよくわかるが、濠州は日本と同じで地理的にも世界の吹き溜りという感じがあり、研究室の備品から図書館のたたずまいまで、あまり落差を感じないで働くことができた。それで不思議なことに図書館を利用したわりにはあまり記憶に残っていないのである。記憶にないということは、利用のときに特に便利でも特に抵抗があったというわけでもないことを意味しており、やっぱり東大の医学図書館と似たようなものだったという結論になる。

良い書庫であるためには本の数が多いことが大切であろうが、本が増えてくれれば必要な本をひき出すのに手数がかかるようになる。教室所属の図書室の便利なのは、量はともかく、必要な情報が手軽に手に入るという点であろう。図書館で調べものをすると疲れるという人があるが、確かに探す手間というのは人生のかなりの部分を占めているような気がする。十年以上も同じ図書館を利用していると、本の在りかなどはもうかなり憶えこんでいるから、あの配列を一ぺん大幅に変えてみたらずい分文句を言う人が出るかもしれない。探しものをしているうちに面白い論文が出てきて、そっちを立ち読みしているうちに別に調べたいことが出てきて、図書館の中を歩きまわって、結局何のために図書館に行ったのだったか、自分でも要領を得ずに帰ってくることも時々ある。

探しものには何といっても索引が物を言うので、最近医学図書館でよくお世話になるのは多種の索引である。ただ索引の活字は次第に小型化する傾向が著しく、私は職業柄小さいものはすぐ顕微鏡で観察する癖がついているので、図書館に行くときは忘れず虫メガネを持って行かなくては不可ないと思い始めている。この種の索引はなるほど便利なものであるが、字の小さいのでもわかるように、読むのにやや非人間的な努力が必要となる欠点がある。もっともこういう索引を作る方もかなり非人間的な努力が必要であるはずである。解剖学会では『日本解剖学文献集』という本を数年おきに出しており、これは日本の雑誌にのせられた解剖学関係の論文や単行本などを網羅したものである。これを編集するときには日本中の大学の解剖学教室に学会から割り当てが行き、お宅の教室では某々雑誌の何巻から何巻まで、という分担が与えられる。各教室では割り当てられた雑誌から解剖学関係の論文の表題その他をカードに書きぬいて学会へ返送する。これを整理して本にするわけであるが、このうちどこの過程がもっとも非人間的であるかというと、それは校正の部分である。表題はまだよいとしても、人の名前などというのは意味があるようで意味のないものであるから校正のややこしいことはご想像いただけるかと思う。活字というのはどういうわけかあっちへ飛んだり、こっちへ移ったりするものらしく、乳房博士とか、中村腹部などというありそうななさそうな名前がすぐ出てくるのである。私がはじめてこの文献集の校正を終えたときは、多少とも自信があったつもりであったから、助手の人に校正し残し一ケにつきコーヒー一杯おごるという契約で見直してもらったところ、結局コーヒー二百杯の請求をされてしまった。まだこのコーヒー代は払い終わっていない。

自分で反省してみると、私は医学図書館のずい分怠惰な利用者であることに気付く。図書館は私にとっては顕微鏡と同じように必須の道具ではあるが、顕微鏡の掃除は自分でやるのに、まだ図書館の掃除などはどうなっているのか考えたこともなかった。利用者次第で図書館もこういうふうにうまく維持できるのだということを、私のような怠惰な利用者によく教育するようなプログラムが必要なのかもしれない。図書館の利用に関する講義など考えてみれば私は一度も受けた覚えがない。もっとも私くらいの年代になってしまえば大抵の教育はムダであると言えばそれまでのことであろうが。

最近学生自治会の諸君との話し合いに出席させられることになって、自治会委員の方々とお互いに暇を潰しあっているが、その席で東大の医学図書館に関して問題になるのは入館制限の撤廃ということである。つまり東京大学医学図書館では教授助教授の紹介状がないと、外部の人は入れないことになっているのであるが、学生諸氏は別に誰でも入りたい人は入れたらよかろう、と明快な原則を主張されるのである。こういう際には、私もお世話になることがあるが、慶応大学の図書館がひきあいに出される。私には慶応のやり方、東大のやり方がそれぞれ「らしく」てよいように思われるのであるが、らしくてよいでは議論にならないから仕様がない。

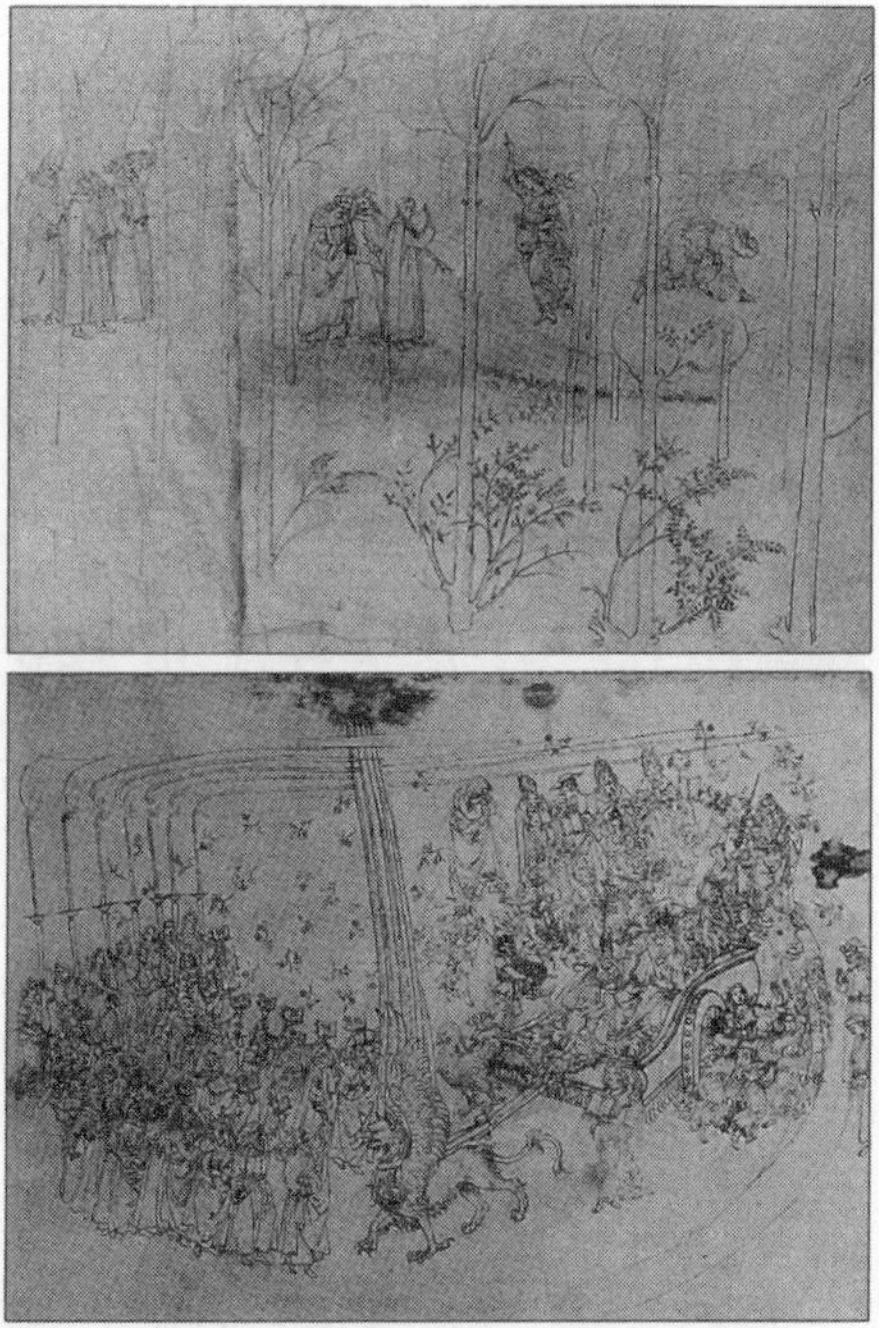

図Ⅴ－１　『神曲』挿絵素描　「煉獄篇第28歌」（上）と「煉獄篇第30歌」。ボッティチェルリが1480-1503年頃，羊皮紙に銀筆とインキで描いた。

しかしたしかに図書館の入口というのは、ほかにもいろいろ入口というのはあるわけであるが、入っていくのにいく分かの心理的抵抗があるように思う。これを分析してみると、私の場合はこれからこの中で勉強するのだという負担に反撥して起こるものらしく、何のことはない、生来の怠け癖を確認しているだけのことなのである。所詮入口というのは飛行場にせよ、デパートにせよ、呑み屋にせよ、それぞれの心理的特性を持っていて、一筋縄では行かぬところがあるように思われる。それが、明確に定義できるような精神を持っていたら、私にも『神曲』のような名篇を書くことができたかもしれないのだけれども。

読書中毒

考えてみれば、私は図書館は苦手である。論文、総説の類を書くときに、止むを得ず利用する。行くのが億劫である。行けば、帰るのが面倒臭い。

本は年中読む。通勤の電車が東京まで一時間かかるので、本がないと電車に乗れない。三十年通っているから、いまさら景色を見てもはじまらない。読むものがないと死にそうになる。

家でも読む。便所も風呂場もない。熱い風呂は苦手である。本を読んでいると、湯あたりする。半分、風呂の蓋をして、本と乾いたタオルを載せる。手が濡れていると、本が濡れる。蓋も拭いておかないと不可ない。

歩行中に読むのは、小さいときから慣れている。本の上縁から、目の前の路面だけは見える。遠くのものは目に入らないから、人が大勢歩いているところでは、やらぬ方がいい。ただし、当方が本を読みながら歩いていても、相手はたいてい読んでいない。だから向こうでよけてくれる。ただし、あてにはならない。相手が急いでいると、よくぶつかることがある。

暗い所は禁物である。街灯の下を選んで歩かないと、活字が見えない。街灯はふつう定間隔をおいて並んでいるが、街灯と街灯の間は、明るさが一様でない。本を読みながら歩いたら、すぐわかる。すこし街灯から離れると、暗くて字が読めなくなる。最近、老眼が進んだから、暗いと眼鏡を外す必要がある。眼鏡を外して、暗いところを歩いたのでは、たいへん危ない。

こまるのは、大きい本である。重い。疲れる。それに、重い本は、うっかりすると風呂に落ちる。場所を取るので、電車では隣の迷惑にもなる。こういうものは、コピーをとって部分的に読む。自分の所有本ならバラす。分解して、文字通り読破する。

図書館の本は、こういう取り扱いに向かない。公共のものを、読破しては不可ない。

本を人に借りるのも、好まない。借りたら、貰ったことにする。扱いが悪いから、読むと原型が崩れる。崩れると、借りた本とは別なものになる。他人から物を借りて、別なものを返しては不可ない。だから、返さない。

解剖学の文献で、古いものは版が大きい。ゴリラの頭骨を、実物大の図にする。そんなものを、本に載せようなどと思うから、本が大きくなる。大きいといっても、ただの大きさではない。教室の屋上の物置に、昔の学位論文が保存してあるが、タタミ一畳分の大きさがある。捨てる気にもならない。

和綴の本はなかなかよろしい。東京大学の初代の解剖学教授、田口和美の解剖の教科書は、まだ和綴である。サイズも小さい。そのかわり冊数が多い。十五分冊ある。要るところだけ持って歩けばいい。

和綴の本を持つと、文化の柔らかみを感じる。軽いのもいい。西洋の本は、それに反してむやみに堅い。なぜハードカバーが高価なのか、あれがわからない。多分、立派な机に本を置いて読むのであろう。こちらは満員電車や風呂場である。ペーパーバックなら読んであげてもいい。こういうことが、貿易摩擦の遠因になるかもしれない。

革表紙というのが、また始末に負えない。見たところはじつに重々しいが、古くなると茶色のカスが出る。これが服に付くと、容易にはとれない。医学図書館の書庫から、茶色になって這い出してくる。家に帰ると、女房に折檻される。私が白衣を着て図書館に行くのは、おおむねこのためである。

書物を読みながら、引用のために、必要な頁に紙をはさむ。はさみ過ぎると、必要なところが、またどこかわからなくなる。

最近できた（一九八五年）手持ちのコピー器、コピージャックが、その点便利である。図書館は、あれを備えて、閲覧者に貸し出すといい。本に線を引く奴がいなくなると思う。

文献表のコピーにもいい。文献のデータは、写し間違えると、事面倒である。文献表を全部写す必要はふつうない。その点コピージャックなら問題がない。もっとも、もう少し待つと、もっと安くて扱いよい機械ができるかもしれない。

コピーができたときは、便利なものができたと思ったが、どんどん慣れた。いまでは、コピーするのが面倒臭い。便利さへの馴化は、きわめて早い。それを思うと、図書館で閲覧者の便宜などはかったところで、イタチごっこという気もしないではない。

生理学に、ウェーバー‐フェヒナーの法則というのがあった。あったような気がする。刺激の量と反応の間には、対数関係がある。便利という刺激を加えても、ありがたいと思う反応はどんどん鈍くなる。百倍便利にして、やっと二倍ありがたいと思う。それも、数年すれば、当然の扱いということになる。動物が、もともと忘恩の徒だということは、生理学の法則から証明できる。

読んだものは、どこに行くのか。長年不思議で仕様がない。脳にインプットしているはずだと思うのに、アウトプットがほとんどない。なんだかごまかされたような気がする。頭がパンクしそうだ、という表現はあるが、パンクした頭を見たことがない。

以前読んだ本の内容を忘れている。覚えている積もりでも、大筋を書いて、実物と照らし合わせると、かなり間違っている。頭の呆け具合がわかる。もっとも、若いときに同じ実験をしていないから、対照がない。そう思って、自分を慰める。

覚えるのも不思議だが、忘れるのがもっと不思議である。記憶という機能が説明できる説があれば、それは、忘れる方も十分説明可能でないと不可ない。

仕事の上でなにか思いついても、近頃は自分のアイディアかどうか、自信が持てない。人に聞いたか、読んだかしたのだが、そのこと自体を忘れているのではなかろうか。いったん疑い出すと、そうに違いないような気もする。自分の意見を疑わずに持っている人を見ると、うらやましい。私の意見は、自分の意見か、他人の意見か。そこがどうもはっきりしない。一応自分のものだと仮定するが、きちんと調べると、どこかで読んだものだとわかるかもしれない。

あまり本を読むと、馬鹿になるという話は、何度か読んだ。しかし、読むというのは、一種の中毒だから、どうにもならない。もう完全に馬鹿になったと思う。馬鹿になってしまえば、こっちのものである。あとの始末は、利口な人に、考えてもらうことにしようと思う。

哲学と理解——馬鹿の壁

職業上あまり関係がないから、哲学を系統的に勉強したことはない。ただ、哲学に関して、気にいらないことがいくつかある。

私が、自分の専攻である解剖学について、なにか述べると、「哲学」だと言われる。この場合は、どちらかと言えば悪口である。話が抽象的で、人体という現実に即していない。別な表現をすれば、自然科学ではない。そういう意味に違いない。

あの人には「哲学」がない、という表現もある。これも通常は否定的表現である。しっかりした考えがない。そのときの流行で動く。金になる方に寄る。そういうことらしい。

哲学がないとダメと言われ、らしいものがあると、「哲学」だと言われる。どちらにしても救われない。

こんなことになったのも、よくわからないが、哲学の故ではないか。要するに、哲学が悪い。

近頃は、大学にだって広報課がある。哲学にも広報があっていい。

哲学というのは、元来、中正かつ客観的なものである。勝手な価値感をまじえて使ってもらっては困る。ひとを誉めたり、けなしたりするのに、哲学という言葉を使うな。それは哲学に対する、いわれのない差別である。

哲学会の広報課がそう主張する。放送用語や新聞用語では、使ってはいけないことば、というのを定めている。だから、それにならう。「哲学」がある、「哲学」だ、「哲学」がない。こういうのは、使わない方が望ましいことばとする。使わない方が望ましいとは、使ってはいけないということである。現在の用例では、そうなっている。

わけがわからない議論を読むと、これは哲学だ、と具体化する人もある。哲学とは、わけのわからないものだ、と総括する人もある。これも気にいらない。そもそも、わけがわからないのは、そう言っている本人の頭が悪い故か、哲学者の頭が悪い故か。それが私にわからない。

私にそれが理解できないのは、私の頭の故だということだけは、はっきりわかる。それだけがはっきりしているということは、要するに私が馬鹿だということだけがはっきりしている、ということではないか。

哲学にうっかりかかわり合うと、こういう被害を受ける。これが気にいらない。

医学では、個人差は当然のこととして認められている。学としての医学は、個人差ではなく、ヒト一般の性質を扱う。しかし、個人差を度外視すれば、医療は成立しない。ほとんどの人が飲んで害のない薬を、飲んで死ぬ人もある。患者も困るが、医者だって困る。医者は個人差に敏感でないと勤まらない。

脳の構造にも、当然個人差がある。言語学ならば、人間にはランガージュがある、と言って済む。しかし、医学では、当面の相手に言語能力がどの程度あるか、それが問題なのである。それがないから、人間ではない、とも言えない。単に病気であるに過ぎない。あるいは、病気であるとも、かぎらないのである。

医学的常識によれば、学問がだれにでもわかるなどというのは、当然嘘である。私に数学をやれと言っても、無理である。わかれと言っても、わからぬものはわからぬ。

ものが理解できない状態を、私は「馬鹿の壁」と呼ぶ。数学は、私の「馬鹿の壁」に突き当たって敗れた。「馬鹿の壁」こそ情報化時代の最大の難点である。

たとえば「知る権利」というのがある。ところで、知りたい方が、馬鹿だったらどうするのか。たしかに「知る権利」はあるかもしれないが、聞いても本人が理解できない。その場合はどうするのか。理解できないのは、本人の故ではない。強いて言えば、本人を作り損ねた神様の故である。「知る権利」というものの存在を認めると同時に、生まれつき「知る権利」を奪われた人ができてしまう。

権利を主張する方は、理解が無意識の前提になっている。しかし、医学的に言えば、それはおかしい。人間の理解力に生得の差があることは、子供だって知っている。

だから、「馬鹿の壁」を楯にとる方法も、むろん発達する。わかったふりよりは、わからぬふりの方が易しい。外からわかりにくい。「そんなことは、私にはわかりません」。そう言って頑張る。たいていの人は、これで往生する。

馬鹿の問題は、むろん医学の問題でもある。しかし、昔から馬鹿に付ける薬はない。ないからいいので、もし馬鹿に付ける薬が出来たとすると、大変な問題を起こす。当然、人格を変える。

もっとも、知能は人格とは無関係だ、と抗弁する人があるかもしれない。しかし、それは可能性であって、実証されたことではない。同じ脳の中で起こることだから、関連があるとした方が、安全である。そうでないと断言するのは、いまのところ無責任である。いずれにしても、そうした論議は、馬鹿に付ける薬ができるまで、とにかく待とう。

哲学と自然科学の大勢が、いつごろなぜ入れ代わったのか、私は知らない。しかし、勝手な推測をすれば、その一つの原因は「馬鹿の壁」ではないか。いかなる名論卓説であっても、「馬鹿の壁」にあっては、ひとたまりもない。話が通じないのだから仕方がない。哲学は、「馬鹿の壁」に出会って、ついに敗れた。そんな気がする。

そこへいくと、自然科学は馬鹿でもわかる。御利益だけは、科学がわからなくてもわかる。情報化時代を用意したのは、技術という意味だけではなく、自然科学である。

ところが、自然科学も、いまや「馬鹿の壁」に突き当たってしまった。他人の仕事を聞いても、ほとんど理解できない。学会では、居眠りする人が増える。むずかしいことを勉強するのはいいが、それは同時に、落ちこぼれを作ることでもある。学問が高級化するほど、落ちこぼれは増える。

学問が来るところまで来て、いったん「馬鹿の壁」に至る。そうなると、抵抗してもムダである。その学問が理解できない人間も、その学問からすれば、要するにゴミだが、学問そのものも、ゴミになり得る。

どこかでものがきちんと整理できれば、それに比例して、ゴミが出る。そんなことは、当たり前のことである。これは熱力学の第二法則と同じで、どうしようもない。しかし、整理が進んでゴミの量が一定量を超えると、ゴミの方が現実に転化する。それとともに学問がゴミに変わる。それをパラダイムの変換と言うらしい。

解剖学も、学問としては、きわめて古くなった。ゴミが現実に転化しつつある。それに対する一つの具体的な方策は、ゴミごと部屋を見捨てることである。いくつかの医科大学では、実際にそれを試みている。

しかし、それは解決策ではない。ほんとうの問題は、言うまでもなく「馬鹿の壁」だからである。

近年、哲学が流行するような気がするのは、このためかもしれない。哲学はかつて一度、意識せずして「馬鹿の壁」に挑戦し、一敗地に塗れた。捲土重来を期す。それが、哲学に対する期待の中に、ないとは言えまい。

私が、哲学に試みてもらいたいのも、まさしくそれである。つまり、「馬鹿の壁」を何とかすることである。それは医学の問題だ、とボールが返ってきそうな気もするのだが。

剽窃と現場

1　私の剽窃法

今年度から新しく教室を持った。ところが研究費がなかったから、閑中小忙になった。コラムの表題（「忙中小閑」『蟻塔』一九八二年五月）が裏返しになって、申し訳がない。金はなくとも仕事はできる、というが、私が金を費うと若い人の費う分がそれだけ減るから、戦時中食べ物のない頃に腹が空いたときと同じで、じっとしているのにこしたことはない。

こういうときには、私は哲学的考察にふける。ただし、いくら頭をひねっても、入っているものしか出てこないから、他人の考えを盗む。先日は、不確定性原理を盗んだ。私のは、生物学的不確定性原理、というのである。ある細胞にある蛋白を加えるとある現象が起こる、という系を考える。この系では、蛋白の構造が明瞭になった分だけ、細胞の像は不明瞭になる、というものである。蛋白構造を調べる精度で細胞の構造を調べたらどうなるか、考えたらわかる。

ふつうは哲学的著作から盗む。E・H・カーの『歴史とは何か』などは、好適である。この書物で〝歴史〟と書いてあるところを、科学とか生物学に置換すればよろしい。

最初に、「十九世紀は大変な事実尊重の時代だった」、とある。私が教室に入った頃、先輩から事実、事実、と言われた。いろいろ思い当たるふしがある。「約一世紀にわたり、ドイツ、イギリス、フランスの歴史家たちは、〝本当の事実〟という魔法の言葉を唱えて進軍して来た」、とある。「この呪文は、たいていの呪文同様、自分で考える、という義務を免じてもらう為だった」、と続く。別のところに「個人の才能を歴史における創造力と見なしたいという欲求は、歴史意識の原始的段階の特徴である」、と書いてある。〝歴史〟はむろん〝科学〟と言いかえる。

当然わが国の書物からも盗む。小林秀雄の随筆などは、大変具合がよろしい。「〇〇は、眼が生命であるから、見るという事については、常人の思い及ばぬ深い細かい工夫を凝しているものであって、遂に視力というものが、そのまま理論の力でもあり思想の力でもある、という自覚に到達しなければならぬ筈のものである」、とある。〇〇は原文では画家であるが、ここには形態学者を入れる。入試の穴埋め問題と同巧である。若い人に向かって、こんなふうに説教してみたいものである。考えてみれば、偉い人は恐ろしいことを言う。私などは、とうていこのような境地に達するはずのものではない。

こんなふうに遊んでいれば、暇はいくらでも潰れる。他人に何か訊かれても、立派なことが言える。すべて碩学たちの言ったことを、主語だけ変えたものだから、もっともらしく聞こえることは請け合う。全部自分で考えたのでは、なかなかこれだけ多彩な台詞が吐けるものではない。

内容に関して怒られることもあるが、その場合は原著者の故にする。この点が何といっても剽窃のうまみである。以上が閑中における私の剽窃法である。

2 「模倣」と「創造」——あるいは作品と物差し

アリのまねをする昆虫は、驚くほど沢山いる。アリマキは尻から蜜を出し、アリがそれをなめる。そのかわり、アリはそれなりにアリマキの面倒をみる。しかし、アリマキのお尻は、形からすると、アリにとっては仲間の頭に感じられる、という。仲間と顔（頭）を合わせてエサを分けあう習性のあったアリが、仲間から口移しにエサをもらうつもりが、いつのまにかアリマキの尻をなめることになったらしい。アリマキは後脚を上げているが、それをアリは仲間の脚や触角と間違える。アリがだまされたといえばだまされたのだが、アリマキはたぶんだましたつもりはない。その辺が人間のまねと違って話がはっきりしない。

動物界では、模倣はたいへん一般的な習性である。なぜ模倣が一般的であってよいか。それは、模倣するものが、モデルとは違った主体であることが大前提だからである。異なった主体が、意識的、無意識的にかかわらず、先行する形式の何らかの影響下において同じ形式を採用するとき、われわれはそれを模倣と名づける。(異なった)主体が同じ形式を採用するのだから、そのものは決してコピーにはなれない。どこか思いもよらぬところが、かならず違ってくる。

アリの巣を突然破壊する。たくさんのアリが右往左往している。その中に、アリではない虫がまざっていて、アリに食いつかれている。ふだんこの虫たちは、アリ風の姿で、アリ風にふるまっており、アリの方も仲間のつもりでいる。しかし、突然パニックに襲われると、アリでないアリは馬脚を現わす。そこをアリに気づかれるのである。

熱帯にはテントウムシのふりをするゴキブリがいる。ふだんはゆっくりテントウ風に歩いているが、ちょっと脅すと、たちまち「馬脚」が出て、ゴキブリの逃げ足で逃げ出す。

異なった主体のまねというのは、所詮こういうことである。「主体性」に自信のある動物たちは、好んで他人のまねをする。いくらまねしたところで、ゴキブリがテントウムシになるはずがない。一方、すべてのゴキブリがテントウムシのまねをするわけではない。まねにも能力が必要である。

日本人が大変うまく車を作る、というのが話題になって久しい。車のもとは西洋から入ったものだ、というのが西洋人の言い分であり、それはそのとおりである。しかし、このまねが良いか悪いか、それは別問題であろう。

まねだから不可いという意見もあるし、もとのものより良くなって何が悪い、という意見もある。問題は、その良い悪いをはかる「物差し」である。何が良くて、何が悪いのか。答えがそう簡単ではないことは、とうに皆様がご存知のことであろう。アリマキもそう簡単に返事はできまい。

ただ、われわれもそろそろ、物差しはむこうにあずけっぱなし、作品だけうまく作ればよい、という態度は卒業すべきであろう。善悪好悪の判断を定めるのは、大人にとって、じつは案外むずかしい。何が「創造」であり、何が「模倣」であるか。それを定めるのもまた、その物差しである。それはおそらく科学でも技術でもないものであろう。それを定めるもの、それを古人は「学問」と呼んだらしいのである。

3　試される自問自答の能力

紹介をするなら、久しく御無沙汰している科学博物館を訪問する義務がある。そう思って、暑中を上野に出かけた。ここの自然史科学研究部門が、新宿区百人町に移転したから、このところ、博物館を訪問する機会がなかったのである。

入口はこの建物ではすなわち出口と並んでいるのだが、三人の子供連れの母親が、出口の扉を押しながら、

「さあ、現実の世界に戻ろう」と号令をかけたのには、苦笑した。博物館の内部というのは、ことほど左様に、わが国では非現実の世界である。

ギリシャ人は、アレクサンドリアにムゼイオンを置いたが、これが博物館の始まりだという。しかし、ローマ時代には、あまり博物館は発達しなかった。ローマ人は、われわれ同様、実利と効用を旨とする人たちだったらしい。

実利はつまり自分の利益で、効用は一般の利益、すなわち他人の利益である。この二つが摩擦をおこすと、この国ではかまびすしい騒ぎが起こる。ロッキードも成田も同じことである。良くわからぬが、ロッキード事件では、田中氏一党の利益か、一般の利益か、が大問題なのであろう。

博物館の中には、実利も効用もない。何ごとも済んでしまったことである。済んだことは水に流すのが、われわれの古来の流儀であるが、流石に石は流れ難いと見え、入口の広間には、恐竜の巨大な化石を置いてある。

化石を眺めている当の本人が、一体どこからやってきたものか、それを理屈で説明するのが進化だが、こういうものを見るには、見る態度が必要である。現代人は、面白さというものを他人から貰う癖がついている。だから、博物館で動かない対象を見る、という訓練に欠けるところがある。見世物ならテレビで十分である。ここで要請されるのは、自問自答の能力である。外から降ってくる仕事に反応する生活ばかりしていると、自問の能力がなくなってくる。

そういう意味で、博物館は、私には休養の場である。西洋人は、博物館の効用をよく知っているから、ここの客にも外国人が目立つ。それを除けば、子連れでないのは、私くらいであろうか。わが国では、博物館とは、子供の見世物である、と定義したらよいらしい。そういえば、剝製になったハチ公もいるしジロもいる。この辺にはやはり見世物の雰囲気がある。

外に出ると、相変わらず上野界隈は賑っている。映画館には、「零戦燃ゆ」の看板が出ている。このすぐ近くに、本物の零戦が置いてあるのを、どれだけの人が知っているだろうか。実利と効用の世界で、「本物はこちら」という看板を出さないのが、博物館の良いところと言うべきであろうか。

4　現場感覚

現場とか飯場とかいうものは、大学にあまり縁がない。世間でも、そう思っている。しかし、現場らしいものがまったくないわけではない。病院がそうである。学外の人が大勢入ってくる。他の学部で、あんなによその人が出入りしたら、だれかが怒り出すにきまっている。思うに、現場とは、仕事の性質上とかく官庁方式と折り合いの悪いところではないか。毎日、思わぬことが起こり得るからである。

私のところは、死人しか入ってこない。だから、現場としては病院ほど大変ではない。それでも、長年腹が立っていることがある。遺体を寄付してくださった遺族に、お香典やお花代を出す。その領収書を取る。これが気にいらない。領収書を取ってこいという方は、机の前だが、取ってくるのは私である。

葬儀に出席する。お香典を出す。

「おとりこみのところ恐れ入りますが、領収書をお願いいたします」

と毎回言う。葬式というのは、文字通り「おとりこみ」であることが多い。癇をたてて、

「お香典は結構です」

という遺族もいる。こういう人がまた困る。領収書が取れない。お香典はそっちのけで、双方領収書をめぐって睨みあう。

私の先輩が二十年前に同じ問題で大いに立腹し、領収書が不要になるようにしてくれ、と事務にかけあったが、ダメだった。怒りすぎて、主張が十分伝わらなかったらしい。私も領収書を見ると腹が立つ。毎回自弁で香典を払おうかと思うが、給料の額を考えるとまた腹が立つ。

昨年はたまたま遺体が多く五十体以上の解剖体があった。ふだんは三十体ほどである。さ

っそく本部から、火葬料が去年の倍だったのはなぜか、と問い合わせてきた。死ぬ人が多かっただけである。死体が不足がちだから、こちらの都合でお亡くなりいただいているとでも思っているのか、と機嫌が悪いときにはまた腹が立つ。

現場というのは難しい。経験しなければわからない。私も司計に勤めないと、領収書の件はたぶん一生氷解しないのであろう。

5　有事即応

有事に即応するというのは、聞いたような表現だが、大学がもっとも不得意とするところでもあろう。紛争の頃を記憶しておられる先生方は、よくご存知の通りである。官庁である故かとも思うが、警察、自衛隊のように、有事専門の役所もある。これは、学生諸君とは、なぜか折り合いが悪い。

私のところも、ときどき有事がある。いちばん記憶に残っているのは、朝出勤してきたところ、教室前の廊下を、十数人の、明らかに地方からと思われる人たちが占領していたときである。何人かが、風呂敷づつみという、近年あまり見かけぬ荷を持ち、子供が数人まじっていた。

代表者らしい女性が、自分の姉がいまここで解剖されている。承諾したのは本人の娘とその婿で、勝手にやったことだ、私たちに相談がないのはけしからん。そう口上を述べる。

十数人のほとんどは、憮然としている。これはどうも、親戚知人の類らしい。子供は廊下の棚に乗ったり降りたり、大人の緊張はどこ吹く風で遊んでいる。それは申し訳ないことです、とりあえずこちらにお入り下さいというと、こういう不浄なところには立ち入れぬ、とおっしゃる。姉が夢枕に立った。驚いて手を尽して調べてみると、ここで解剖に付されているというではないか。こんなむごいことはない。何とかせよ、と言われる。

こちらの事情もございますので、と説明を始めると、聞く耳持たぬ、と言う。だしぬけに、明治三十七年には何があったか、と聞かれた。はて、オフクロの生まれた頃だが、と考えていると、日露戦争じゃ馬鹿者、それでよく大学の教授が務まるものじゃ、と横面を張られた。紛争以来こういう手荒な目にあったことはない。しかし、それで憑きが落ちたと見えて、サ、帰ろう、と一族郎党をひきつれて、まただしぬけに、そのまま帰ってしまわれた。

私のところの有事は、こういう有事である。有事が勝手にやってきて、勝手に帰る。有事が通り抜けた後、官庁は何事もなかったかのように、相変わらずそこに立ちつくしている。

6　筒井康隆動物学

筒井康隆という人が変な人だ、ということは、たいていの人は知っている。だから筒井康隆という動物が、動物学的にはどういう動物かという主題も、ここにはふさわしいかもしれない。

　ところで私は、この動物が、見たところ人間そっくりだということを、ＮＨＫのスタジオで、一度だけ確認したことはある。しかしその生態は、『面白半分日記』だか、『腹立半分日記』を介してしか、調査したことはない。したがってむしろ、筒井宇宙に出没する、諸種の動物の特性を考察する方が、私の職業柄からすれば、より良心的だろうと思う。

　宇宙の量子論、たとえばエヴェレットの多宇宙解釈によれば、可能な宇宙はすべて存在する。生物学的に可能な宇宙とは、動物の思考する宇宙をすべて含む。なぜなら、神経系も宇宙法則に従って存在しているものである以上、それが生産する宇宙は、やはり宇宙法則に合致したものであるはずだからである。ゆえに、生物学的な多宇宙解釈によれば、筒井宇宙も存在しなくてはならない。

　筒井宇宙の動物は、その一部が、たとえばカブキ恒星系のナカムラ星などに棲息するものの、その実体の大部分が、筒井康隆の脳の中に棲息し、進化するらしい。

　これらの動物が示す特徴の一つは、外見がきわめてエロス的なことである。これはおそらく、現代という環境における、擬態だと考えられる。そのため、従来の生物学では、無視される傾向が強かった。こうしたエロス的なものを、生物学の対象にすると、最上川博士のように、ノリウツリに変態せざるを得なくなるからである。

私が愕然としたのは、まったく無意味な文字を連ねて、ポルノが書ける、という事実を教えられたことである。一般にエロス、すなわち中枢における性のとり扱いを、論理化するのはむずかしい。その困難さ自体を、こういう形式で表現したことによって、問題自体が、みごとに定式化された。

この例からもわかるように、筒井宇宙の生物たちは、たえずエロス的であろうとするポーズばかりを示す。ただしそれは、与えられた環境条件が、そんなものでも栄養にしなければ、栄養がないという乏しいものだったからであろう。

筒井宇宙の中で私が感じるのは、つねに鋭すぎる感性系の疲労である。われわれの住む宇宙では、一般に、運動系には疲労する権利があるが、感性系には疲労の権利はない。疲労の客観的認定が不可能だからである。ふつうなら、それを救うのは肉体労働だから、筒井氏が芝居に凝るのは、たぶんその治療であろう。私は典型的なヤブ医者だが、その治療効果は、直観的に理解できる。

ところで、筒井康隆大一座を見に行かねばなるまい。

Ⅵ　発生

発生における時間のずれと進化

落語に三題噺というのがある。「三種の題目をつづり合わせて話をつくること」である。三つの題目には何を選んでもいい。発生と進化というのも、いわばこの三題噺みたいなものである。発生と進化を考えるには、今ではさらにどうしても遺伝を考えに入れなくてはならないからである。

ド・ビアというイギリスの学者が、昭和の初めに『胚と祖先』という本を書いた。胚とは要するに胎児のことである。「胚は発生するし、祖先は進化してきた。そして祖先もまた、その昔から発生の産物でもあった」。

ド・ビアの本の書き出しはこうなっている。これに何かつけ加えるとすれば、今では「その発生と進化の基礎には、遺伝子がある」と書くことになろう。実際、ド・ビアはこの本の中で、遺伝の重要性についてふれている。

遺伝学はその後大変な進歩をとげた。だからもしド・ビアが生きていて、この書物を書き直すとすれば、遺伝子という言葉を題につけ加えるかもしれない。最近アメリカで『遺伝子、胚、進化』という題の本が出版された。

ド・ビアが論じた発生と進化の関係は、実は古くて新しい問題である。

十九世紀なかばに、イギリスのチャールズ・ダーウィンの『種の起原』によって、自然選択による進化という考えが確立された。それに刺激されたドイツの生物学者エルンスト・ヘッケルは「個体発生は系統発生をくりかえす」という有名な命題を立てた。

ド・ビアはヘッケルの考えを「動物は祖先の形を順次きちんと示しながら発生していく」と解釈し、これに徹底的な反論を加えて否定した。事実は必ずしもヘッケルの言うようにならない。動物は必ず祖先の形を経るとも言えないし、時間的な順序も発生の初期ほど古い形が出るとは言えないからである。

ド・ビアはむしろ「個体発生の変化が系統発生を生じる」とした。今ではこの考えは当然のこととして受け入れられている。ただしヘッケルが真に意味したものはどうだったかということも、専門家の論議の対象である。ヘッケルの考えは一行に圧縮され、「反復説」として有名になった。

ヘッケルの考えのどこが誤っていて、どこが正しいのか、今となっては評価がむずかしい。しかしヘッケルの反復説がいかに大きな影響をあたえたかは、近年出版されたアメリカの進化学者スティーブン・グールドの『個体発生と系統発生』という書物からもわかる。ページ数の約半分が、ヘッケル説の歴史的背景の検討になっているのである。

発生と進化と遺伝の関係は、現在の生物学ではあらためて大きな問題になっている。ここでは私の立場からそれについて簡単な紹介をしようと思う。もちろん問題がたいへん大きいので、全体を説明することははじめからできはしない。私の専門である解剖学は形をあつかうので、主題は形だけに限らせていただく。

ヒトの姿を見れば、それがヒトだということはだれにもすぐにわかる。ヒトをサルだと言えば、言った人の目が悪いとは普通考えない。わざとまちがえていると考える。そのくらいに動物の形は種によって一定している。しかも実にさまざまな形がある。

では、そうしたヒトや動物の形は、どのようにして定まるのか。

遺伝学では、それは遺伝子によって定まるという。ヒトとサルとでは、遺伝子の構成がちがう。だからヒトとサルの形が違ってくる。その説明で満足する人もあるかもしれないが、少し具体的に考えると話がわからなくなってくる。

遺伝子は今ではDNA（デオキシリボ核酸）という化学物質だとわかっている。遺伝子の構造を決定することも可能になった。しかしヒトには数万、おそらく五万くらいの遺伝子があると考えられている（一九八〇年代当時）。そのうちのどれがどうはたらいて、たとえばヒトの脳を大きくするのか。その際にはたらく遺伝子はおそらく一つではない。ではいくつなのか。それらの遺伝子が細胞や核の中でいったい何をするのか。その結果どういうことが起こるのか。そういうことを順に調べ、「だからヒトではゴリラの約三倍の脳が生じる」という説明をするまでに、大変なめんどうがありそうだということはおわかりいただけると思う。

ほかの動物と同じように、ヒトの発育も卵（受精卵）から始まる。卵は丸い。その丸いものが育ち、数ヵ月経つとヒトらしい形にかわる。そして十ヵ月経てば赤ん坊として産まれる。この過程が発生である。

発生の過程では細胞が増え、分化し、突起をのばしたり、移動したり、繊維をつくったりする。その結果、胚全体の形はどんどん変わる。動物の種類により、そうした変化にはどこかはっきりした違いがあるらしい。だから発生過程の最後には、サルはサル、ヒトはやはりヒトになる。

それを別の面から見れば、子は親に似るということでもある。どうして子が親に似るのかを遺伝学が説明する。発生過程の基本には遺伝子があって、遺伝子の違いが発生過程のちがいをつくり、それが最終的にはヒトならヒト、サルならサルという違いをつくる。

ところで今ではだれでも、ヒトは進化の結果として生じたことを知っている。サルもクジラもコウモリも、おそらくわれわれと共通の祖先から生じた。だから祖先をたどって、時間をどんどんさかのぼっていくと、われわれの祖先はどこかでサルの祖先と共通になり、さらにさかのぼればコウモリと、さらにさかのぼればクジラと共通であることを、やがて見いだすことになるはずである。

これは大変不思議なことだが、さまざまな証拠を考慮すると、われわれの過去はそうなっていると考えるほかはない。われわれの祖先は、時間とともに形がどんどん変化したらしく、とうとう今のわれわれのようなヒトが生じた。そうした変化を「進化」とよぶ。

進化論、つまり進化がどのようにして起こるかを説明する学問は、遺伝学と共同して、今では「新ダーウィン主義」とよばれる大きな学説となった。そこでは自然選択、つまり環境に適応したものが生き残り、適応しないものがやがて滅びるという方式で、長い間には生物の姿に変化が生じることが、遺伝学との関連で説明された。

前にものべたように、遺伝学は「子が親に似るのはどうしてか」、あるいは「親の生活がどのようにして子に伝えられるか」を説明するものである。

しかしよく考えてみると、進化は子が親に似ないことから生じる。親と子とがいつもまったく同じであれば、進化が起こるはずがない。進化の過程では、親の持たなかった性質が子に生じるように思える。その意味では進化はつねに遺伝の例外である。

形をあつかう学者たち、つまり解剖学者や古生物学者は、新ダーウィン主義の時代にも、自然選択による進化という考えに対してしばしば賛否を表明せず、少し別のことを考えていた。

動物の形が変わるためには、発生過程が変化しなくてはならない。ところが発生学は、発生の過程にはさまざまな規則が存在することを予測していた。もし発生過程の規則が動物がどのような形をとるかを定めるなら、進化の道筋は発生の規則によって、少なくともある程度規定されているはずである。いくら自然選択がはたらくにしても、自然選択がはたらく相手の一つである形がまず出てこなければ始まらない。

ド・ビアが言うように、われわれの祖先も発生過程を経て生じ、今でもわれわれは発生過程を経過して生じる。進化の過程では、親の形が変化しただけではない。親の形の変化は、むしろ発生過程が変化した結果ではないか。ではその過程をどのように変化させたら、一方ではヒトが生じ、他方ではサルが生じるようになるのか。

動物は発生の過程でどんどん形を変える。セミははねのない幼虫から、はねの生えた成虫に変わる。こういう変化にはどんな規則があるのだろうか。われわれの祖先がサルに似た形からヒトの形に変わってくるときに、より古くはトガリネズミのような動物が木に登るようになり、サルの祖先の形に近づいたときに、いったい何が起こったのだろうか。

発生過程の観察は、そうした事件の手がかりをあたえるのではないか。それが私がいつも考えていることである。これはけっして新しい考えではない。

では発生がどう変われば、たとえばヒトが生じるのだろうか。

昭和元年にオランダの解剖学者ボルクは、「ヒトは性的に成熟したサルの胎児だ」と主張する講演を行った。ボルクはヒトの体のさまざまな性質を取り上げ、それらが新しくヒトに生じてきたものというよりは、むしろサルでは胎児に認められる特徴だと考えた。

たとえばヒトの脳は体の大きさからするとずい分大きい。しかしサルでも、胎児の脳は体の大きさからすれば、親にくらべて大きい。だからヒトの脳が大きいのは、サルの胎児のときの割合が保たれ、あるいはさらにその傾向が進んで、脳が大きくなったと考えてもよい。

ボルクはこうしたヒトの特徴は、ヒトでは全般的に発育が遅れるためだと考えた。たとえばヒトが成人に達するのは、どんな動物よりもゆっくりしており、二十年近くかかる。それでもサルで言えば胎児に近い状態を、まだ一部残したまま親になってしまうと考えたのである。

ボルクの考えが今もそのまま認められているわけではない。しかし進化と発生の関係を研究した学者たちのうちには、これに近い考えがしだいに有力になっていく。すなわち進化の基礎になっているのは、さまざまな形質の発生になぜか「時間のずれ」が生じてくるからではないだろうかというのである。

ボルクの考えもそうだが、こうした考え方は、形の急激な変化を具体的に説明するのにつごうがいい。昆虫はヤスデやゲジゲジのような多足類の仲間から進化したものらしいが、あしは六本しかない。しかし多足類の中には、幼生を見るとある段階であしが六本しかないものがある。こうした六本あしの時期から先に進まないままで親になったら、昆虫に類似の生物が発生しないだろうか。

発生における「時間のずれ」は、幼生の方向へもどるだけとはかぎらない。発生時の傾向がどんどん延長し、さらに長くつづくようになると、たとえばマンモスの牙のようなものができないだろうか。

ゴリラの口のあたりは、ヒトにくらべたらずいぶん突き出しているが、ゴリラの子供では目立たない。生後になって発達する特徴である。ヒトでは生後にはこういう傾向がなく、上あごがこれほど突き出さない。これは、ゴリラでは胎児時代にあった上あごの成長傾向が、生後も長くつづくようになると考えてもいい。

ヒトの顔は発生の過程でしだいに変化する。その過程をみると、ある時期には顔の形がネズミでも、クジラでも、ヒトでもあまり変わらない時期が存在する。こういう時期には顔だけではなく、胚全体が哺乳類ではよく似ていて、どの動物の胚かをたずねられてもほとんど区別がつかない。

こういうふうに似た状態が、たとえばマウスだと一、二日の間にすっかり変化してしまう。マウスはハツカネズミという名前のとおり、受精後三週間で産まれてしまうから、発生過程はヒトより速く進行する。それにしてもマウスの胚もある時期、たとえば十日目くらいだと、ヒトの五週目ころの胚によく似ている。ところがこれから二日くらいあとの顔では、あごがのびてきてひげの「もと」も生じ、ヒトとは非常にことなった、鼻先ののびたマウスの顔があらわれてくる。

考えようによっては、この時期に哺乳類の顔の違いが確立するのかもしれない。つまり、ここでネズミはネズミ、ヒトはヒト、クジラはクジラの特徴をあらわしてくると思う。

こうした動物の祖先では、ここまでの形はまったく同じではないにしても、かなり類似していた可能性がある。動物の祖先でこの時期あたりから目立つようなさまざまな変化が生じてきた。たとえばこの時期のマウスの顔をそのままに大きくすると、セイウチの親に似た顔が得られるような気もする。

こうした発生過程の変化は、進化上では基本に遺伝子の変化があって生じたものだと考えられる。しかし発生過程では奇形として観察されることもある。

妊娠中のある時期に母親がサリドマイドという薬を服用すると、腕に奇形が生じる。これは「アザラシ状の奇形」とよばれるように、アザラシではこうした形が普通に生じる。つまりこのような変形はヒトでは奇形だが、アザラシでは正常と考えていい。だから進化の過程で、サリドマイドが作用した場合と何か似たような変異がアザラシの祖先の動物に生じ、アザラシの腕が現在のようになったのであろう。

こういうことや発生に関するさまざまな考察から、イギリスの発生学者ウォディントンは、発生はいくつかの道筋を持っており、それらの道筋はいわば谷底のようなもので、谷と谷の間は山でしきられていると考えた。

サリドマイドの投与などで、何らかのはずみにこの山が乗りこえられてしまうと、発生過程はとなりの谷に入って進行する。となりの谷は結局違った形（アザラシ状奇形）にみちびくが、それはそれで一つの定まった道筋であり、いったんそこに入ると、そうした形に必ずなるように発生過程そのものができている。

私たちが発生過程を観察し、それを比較するのは、結局ヒトを理解するためである。いったいヒトはどのようにして生じてきたものだろうか。もしヒトが変化するとしたら、それにはどんな可能性があるのだろうか。そうした問題を具体的にとくかぎの一つは発生の中にある。

発生過程はどうにでも変わるというようなものではない。発生過程を定めている規則は、過去にはおそらくヒトの進化をある点で決定してきたし、今後の変化も、ある点で規制するに違いない。それを知ることができれば、われわれは今よりももっと「自己を知る」ことができるはずである。

咀嚼器の進化と感覚器

はじめに

感覚器と咀嚼器との関連は、基礎的にも臨床的にも、あまり注意されることがないように思う。もちろん咀嚼器そのものの知覚は、歯痛の場合のように、ごく一般に問題になるものの、これはきわめて直接的だから、ここでは取り上げない。

本論で扱いたいと思うのは、咀嚼器とともに、頭部の主要な構造をなす目、耳、鼻などの感覚器が、咀嚼器系とどのような形態的な関連を持つか、である。ここではそれを、頭部全体の解剖学の一環として、系統発生上の考慮を加えながら、考えてみたいと思う。

こうした扱いは、従来あまりなされていないように思う。位置的には、それぞれすぐ隣にある器官どうしと考えてよいにもかかわらず、である。ひょっとすると、それぞれの器官についての、専門的な論考が多すぎるからではないか、とも思うほどである。以下の議論は、したがって、これらの器官系相互の関連について、新しい視点を提供したい、という意味のものである。

1　視覚系と咀嚼器との関連

1　霊長類の骨性眼窩と側頭筋

ヒトの眼球は骨性眼窩の中にある。これが、哺乳類では特殊な状態であることに、人体解剖を習った医師、歯科医師は、あんがい注意していない場合があるのではないかと思う。ヒトの場合が、動物でも一般的だと、つい考えてしまうからである。逆に、一般の哺乳類では、眼窩に骨性の外側壁を欠くのが普通である。

外側壁がないということは、解剖学的に表現すれば、眼窩と側頭窩との間に仕切り壁がないということである。それはつまり、眼球がほとんど直接に側頭筋と接することを意味する。眼窩は主として眼球を入れ、側頭窩は主として側頭筋を入れるからである。

こうした眼窩と側頭窩との骨性の分離は、ある程度高等な霊長類ではじめて生じる。たとえば、キツネザルではまだこの分離は起こっていない（図Ⅵ－1）。しかし、ゴリラやヒトでは、分離は明瞭である（図Ⅵ－2）。

高等霊長類で、このように骨性眼窩が完成するのは、おそらく両眼視の成立と密接に関連している。なぜなら、もし骨性眼窩が成立していないと、咀嚼運動のたびに側頭筋が動くこ

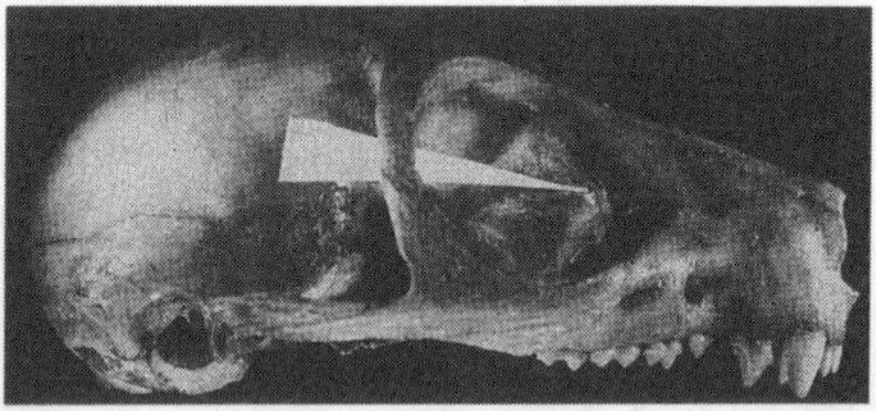

図Ⅵ－１　キツネザルの頭骨　眼窩と側頭骨の交通を示すために，白い紙を入れた。

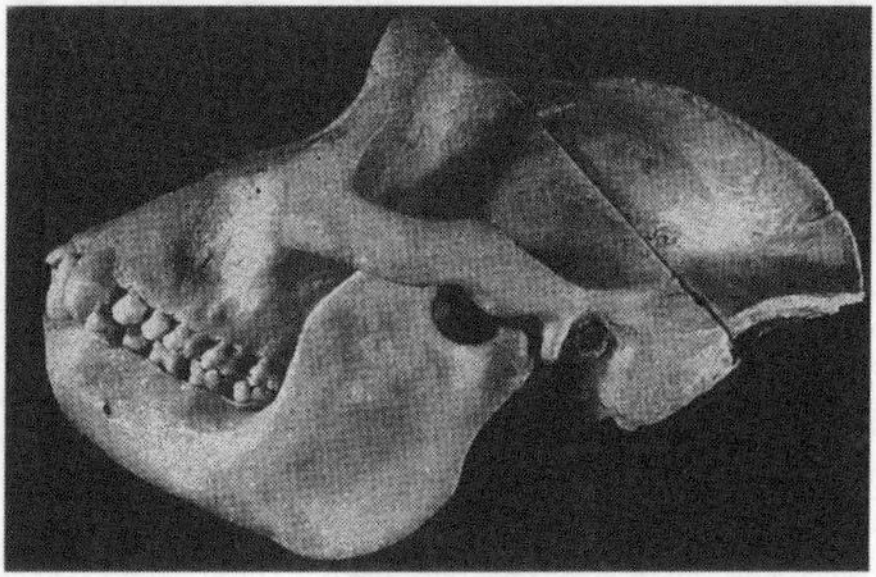

図Ⅵ－２　ゴリラの頭骨　眼窩外側壁のために眼窩自身は見えない。ヒトもこの状態。

とが、眼球に機械的な影響を与える可能性があるからである。両眼視の場合には、鼻側、頰側の違いはあるが、左右の網膜の対応する位置に、同じものの像が写る。この関係は、きわめて厳密なものである。斜視の例でよく知られているように、軸のずれた方の目は、結局、中枢性に視力を失う。

頭蓋を正面から見た場合の眼窩の位置は、両眼視の程度を推定させるが、事実、キツネザルでは、左右の眼球はヒヒに比較してかなり横を向く。したがって、眼窩の向きと両眼視の程度、および骨性眼窩壁の完成は、たがいに関連した現象であると考えてよい。両眼視はむろん機能的な現象であるが、そうかといって、横向きの目では両眼視ができないことは当然だから、基本は眼窩の向きだと考えてよさそうである。眼窩が前方を向くことと、眼窩に外側壁ができることの間に、どのような因果関係があるかは、わかっていない。

極端に側頭筋が発達する型の動物である食虫類トガリネズミ科、モグラ科では、視覚は退化傾向にある。上記のようなことを考慮すると、この場合、側頭筋の発達と視覚の退化という、両方の形質が無関係と言えるかどうか、考慮の余地があろうかと思われる。

2　齧歯類の眼窩静脈洞

骨性眼窩を持たない一般の哺乳類でも、側頭筋と眼球の間に、なんらかの緩衝装置をはさむことは当然考えられる。とくに部分的な両眼視は、たとえば、実験用のマウスにも認められるし、両眼視がなくても、眼球運動の咀嚼運動からの独立性の保証は、必要かもしれないからである。

こうした動物では、眼窩に大きな静脈洞を認めることがある。これは、比較的近年発見されたと言ってよいもので、眼窩静脈洞と呼ぶ。私の知る例はスナネズミであるが、この齧歯

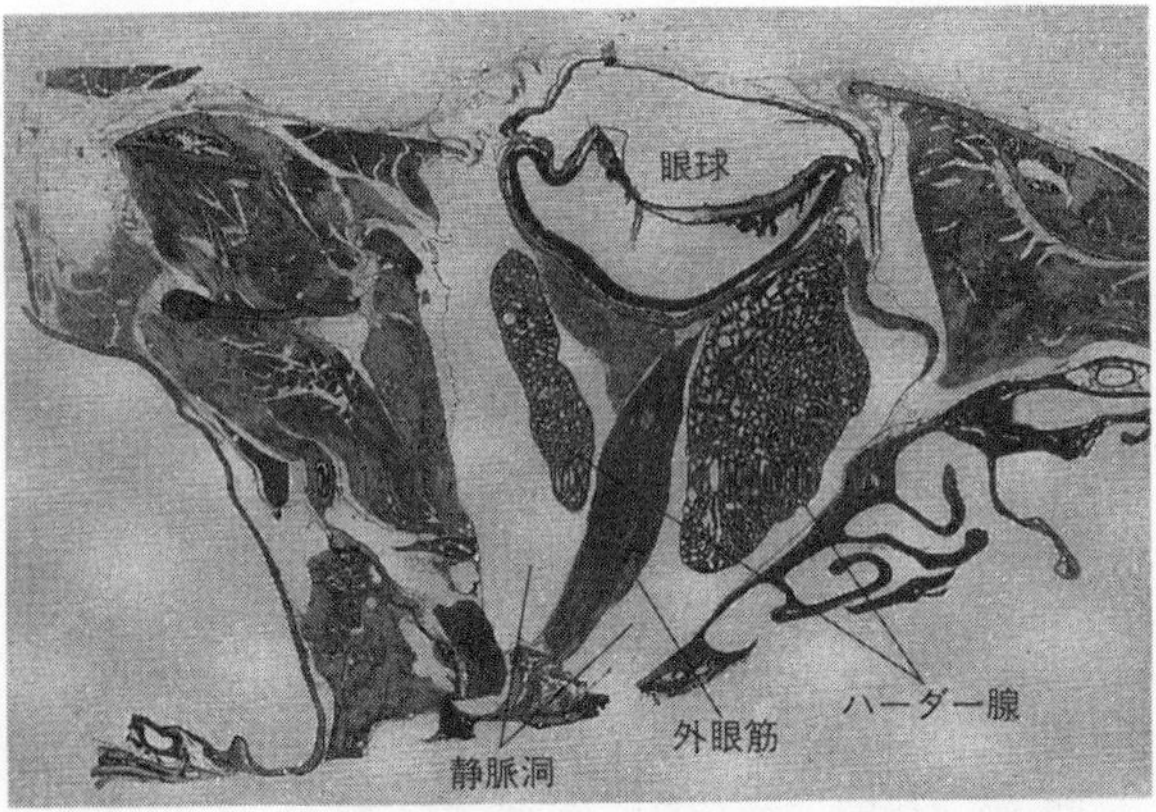

図Ⅵ－３　ネズミの眼窩静脈洞　外眼筋やハーダー腺周囲の腔が静脈洞である。

類では、眼球の後方に大きなハーダー腺(1)が付着し、そのさらに後方が完全に静脈洞となる（図Ⅵ－３）。視神経、外眼筋などは、この静脈洞を渡って、眼球に到達することになる。

こうした静脈洞は、感覚器周辺にしばしば存在し、機械的な影響を排除する役割を多少とも担う。そう考えられる例は多い。中耳の場合を以下に述べるが、洞毛に特徴的な静脈洞も、類似の、すなわち機械的な影響を排除する役割を持つ、と考えてよい。ただ、この場合は、静脈洞自身が洞毛器官という機械受容器の一部になっているため、同じ機械的影響の排除でも、外からの刺激を排除するとともに、自身の振動を減衰させるはたらき、すなわちダンパーである可能性が大きい。

2　聴覚器と咀嚼器との関連

1　聴覚系の独立と顎関節の新生

聴覚器は、機械受容器であるために、視覚器の場合よりも、さらに機械的影響の排除という問題は重要である。

中耳と咀嚼器との関連は、十九世紀以来、ライヘルト－ガウプ説として著名である。哺乳類には、耳小骨が三つあるが、祖先型である爬虫類には一つしかない。アブミ骨は両者に共通する。では、ツチ骨とキヌタ骨はどこから来たのか。それは、爬虫類の方形骨、関節骨と相同である。ツチ骨キヌタ骨関節は、したがって方形骨・関節骨関節、すなわち爬虫類の顎関節に相当する。では、哺乳類の顎関節とは何か。これは、鱗状骨と歯骨との間に、哺乳類段階に至って新生したものである。以上が、この説の骨子である。

この説を支えるのは、発生と系統発生の事実であって、耳周辺の骨、神経、血管などの解剖学的構造の位置的な対応関係である。したがって、すべては状況証拠である。ただ、ガウプは、きわめて多数の脊椎動物の発生、系統発生を調べ、耳周辺のいくつかの構造の相同関係を確定した。

このように、聴覚器と咀嚼器との間には、哺乳類では、なみなみならぬ関係が、そもそものはじめから存在している。

哺乳類では、なぜ咀嚼機構の一部を聴覚系に、伝音系の一部として取り込むことになったのか。

爬虫類では、ヘビに見られるように、むしろ伝音系が咀嚼系に取り込まれている。ヘビでは、アブミ骨に相当する耳小柱が、方形骨に関節している。つまり、ヘビは下顎で音を聞く。方形骨は、すでに述べたように顎関節を形成するので、この場合、顎運動がむしろ聴覚になんらかの影響を与える、と考えた方が常識的であろう。

哺乳類の祖先と見なされる哺乳類型の爬虫類、すなわち獣形類の一部では、耳小柱がきわめて大きい。つまりアブミ骨が巨大である。こうした種では、現生哺乳類のように、鼓膜の振動が耳小柱を動かすとは、考えにくい。したがって、むしろ全身からの骨伝導が主で、それによって骨性迷路殻と耳小柱の間に、ちょうどアブミ骨が振動した場合と同じようなズレが起こる、と考えた方がよい。つまり、こういう動物では、体の方が伝音系となり、耳小柱のほうが不動の部分となって役割が逆転する。

したがって、哺乳類の祖先型では、やはりヘビの例と同様に、聴覚の分離独立がさまざまの意味で悪かったらしい。おそらく、その後の哺乳類に至る過程で、中枢の発達にも伴い、聴覚系の分離独立が優先することになったのではないか、と考えられる。

さらに哺乳類では、系統発生上、高等とされるものほど、聴覚中枢が体性知覚から分離さ

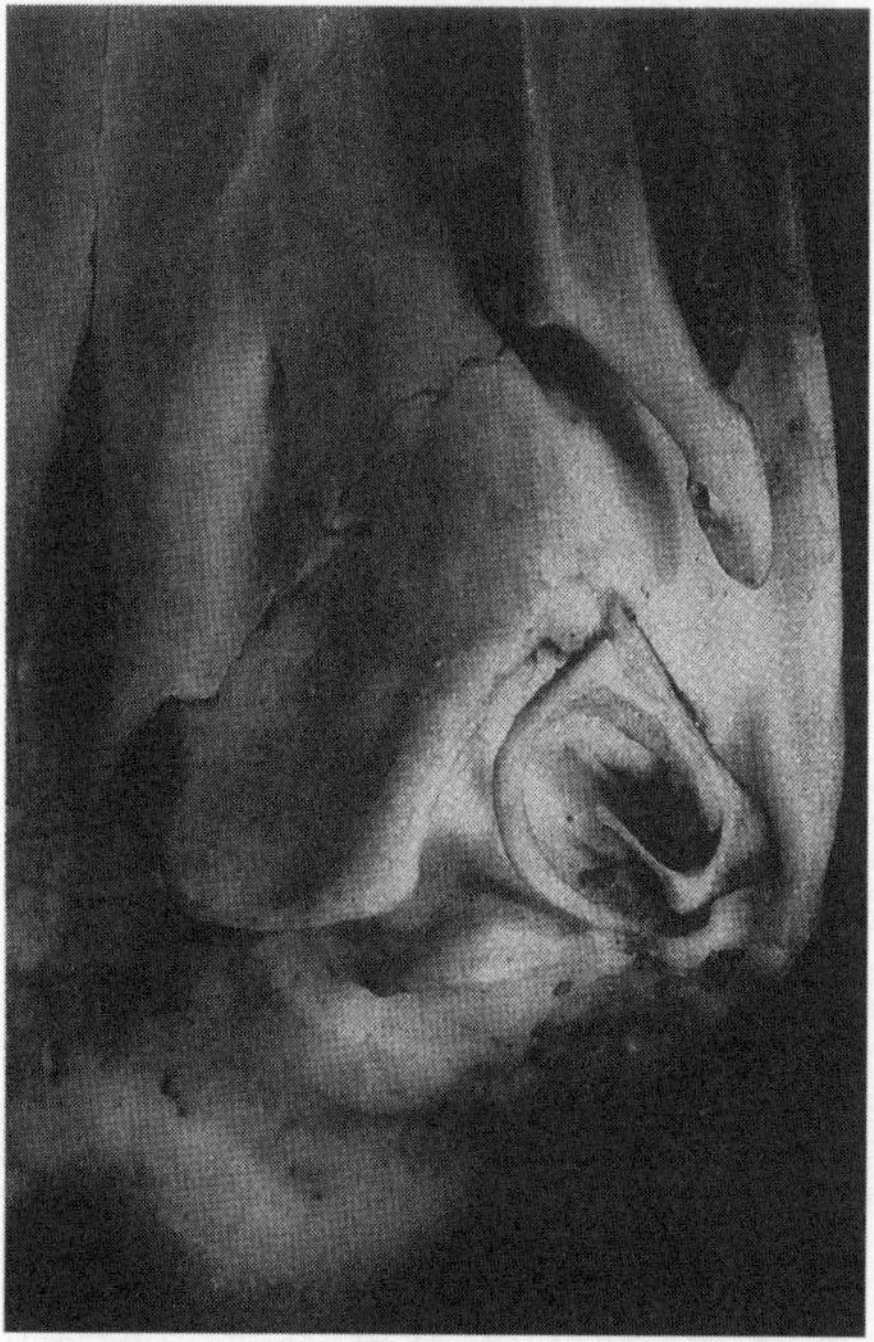

図Ⅵ－４　ハリモグラの顎関節部　下顎の関節突起はきわめて細く，対応する関節窩は，骨標本ではほとんどわからない。

れてくるという。すなわち、ここでも問題となるのは、やはり咀嚼系よりも聴覚系の他の要素からの独立だと思われる。結局、哺乳類では、聴覚系がその独立性を強める傾向が生じたのである。

ところが、聴覚系は元来、咀嚼系とはかなり密接な解剖学的関係がある。それを切り離すために、哺乳類が採用したのが、顎関節の新生という思いきった方法だったのではないか。物事の順序がそうであったとすれば、顎関節の新生の方があるいは従であり、聴覚系の独立が主であった可能性も考えおく必要があろう。

この意味で再考を要するのは、原始的な哺乳類における顎関節の簡単さである。たとえば、ハリモグラの顎関節などは、下顎の退化傾向もあって、かなりいい加減なものである（図Ⅵ－4）。これはふつう、食虫性、とくにアリを食うという食性の影響とされる。アリクイなどもまさしく類似の例である。しかし、こうした比較的原始的な哺乳類に、アリクイ型の、顎関節が単純な動物が出現するという事実そのものが注目に値する。なぜなら、新生した顎関節は、とうぜんはじめは機能的にも不十分であった可能性が強く、それが食性を規定した可能性を示唆するからである。咀嚼系の発達が不十分なら、食性には制限がかかる。ムシぐらいしか食べられない。したがって、哺乳類の基幹群が食虫類だとする古来からの見解も、他の食餌に対する新生した顎関節の不適応から説明できる可能性が生じる。

2　伝音系と静脈洞

眼窩静脈洞の場合と同様、伝音系でも、静脈洞の存在が指摘できる場合がある。食虫類トガリネズミ科、ジャコウネズミでは、中耳の前方に大きな静脈洞がある。その位置はまさしく典型的であって、静脈洞の前方には顎関節が存在している。すなわちこの静脈洞は、中耳と顎関節の間に介在している。この位置から推定される、もっともありそうな機能は、眼窩静脈洞と眼球の場合と同様、中耳伝音系から、顎運動の機械的影響を排除すること、である。

このような静脈洞は、従来記載されていないと思うが、ジャコウネズミではきわめて目立つ。静脈洞の底は、内側翼突筋、その外壁は外耳道、内壁、後壁は中耳腔である。静脈洞の広さは、ほとんど中耳腔に匹敵する。

3　ジャコウネズミにおける咀嚼系の発達

ジャコウネズミでは、咀嚼筋系がきわめてよく発達する。このことが、この動物の頭部の肉眼解剖学的な特徴をほとんど決定しているのではないか、と考えられる。前項の静脈洞の発達も、その結果の一つと考えられる。たとえば、この動物は頭骨がきわめて細長いが（図Ⅵ－5・Ⅵ－6）、にもかかわらず、上から見た頭部の外形は略三角形である。これは、側頭筋と咬筋が大きく発達するためであり、この発達は生後に生じる。そのため、新生仔では成体と異なり、頭の形は細長い。

その他に、頭骨には以下のような特徴を見る。

a　頬骨弓を欠く

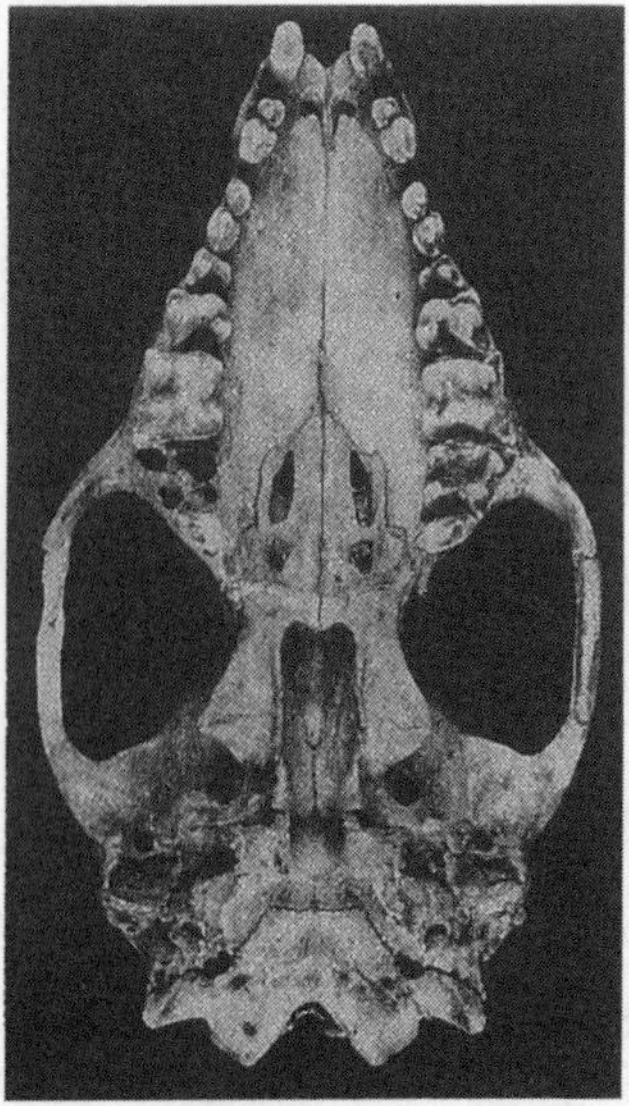

図Ⅵ－６　食虫類ハリネズミの頭蓋　同じ食虫類であるが，この方が正統的な頭蓋の形。全体に頑丈だ。

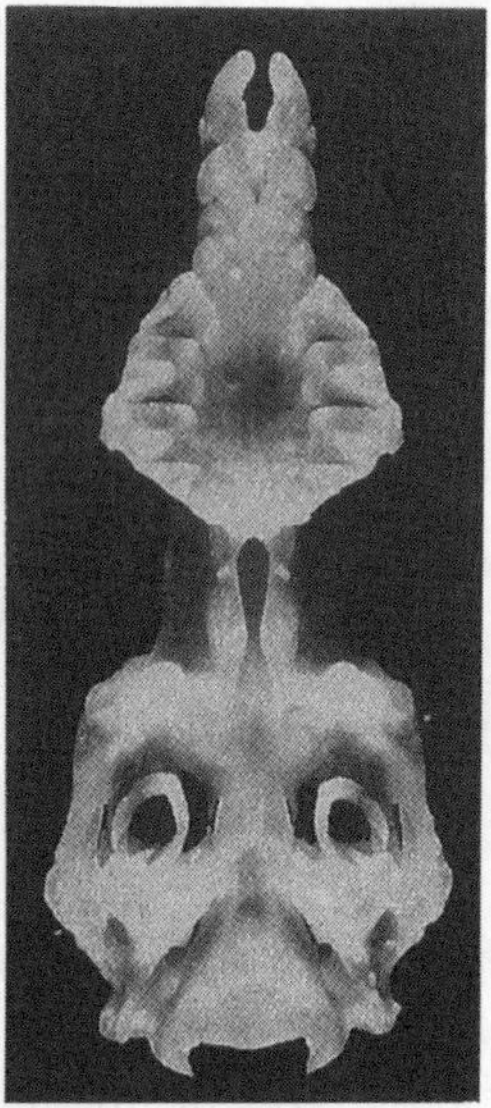

図Ⅵ－５　ジャコウネズミの頭蓋　頬骨弓を欠くことに注意。全体に細長い。

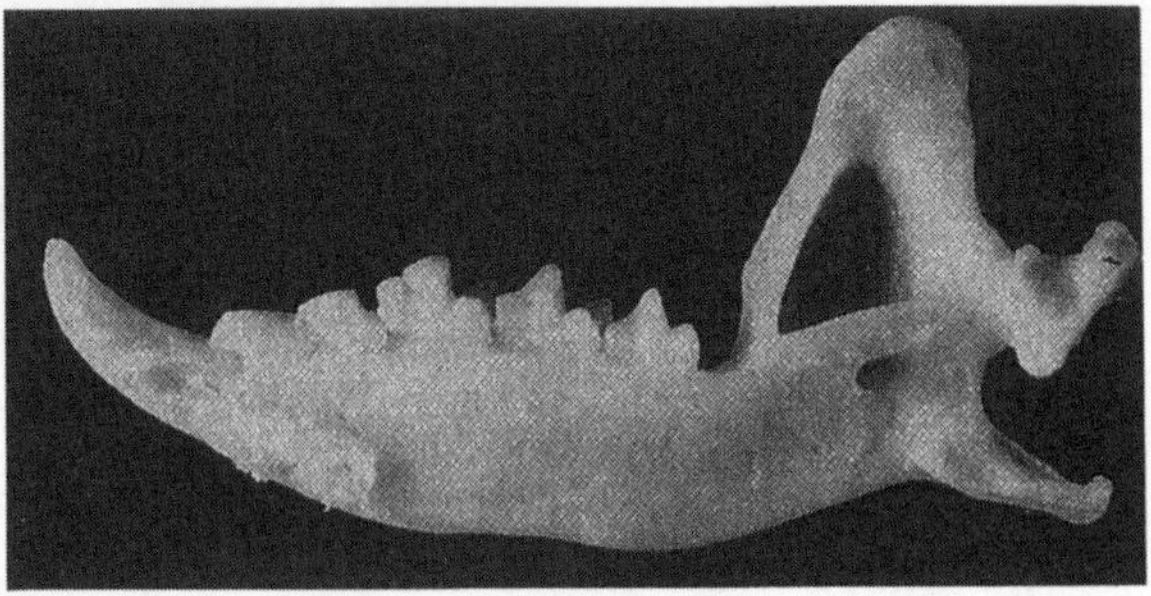

図Ⅵ－7　ジャコウネズミ下顎骨内側にある，三角の窩　ここに側頭筋の特殊な一部が停止する。

b　下顎骨内側に三角の陥凹がある（図Ⅵ－7）

c　顎関節の関節面がほとんど二分する

d　矢状稜、項稜が発達する

これらはいずれも、咀嚼筋の発達に由来するとして解釈される。側頭筋が強く発達すると、側頭窩を外から境する頬骨弓は邪魔になり、退化傾向が生じて不思議はない。これは本来の側頭窩の起源が、そのままさらに強調されたものである。矢状稜や項稜の発達は、側頭筋の起こる面を増やす。下顎骨の内側窩は特異なものであるが、ここには側頭筋の一部が停止する。顎関節の関節面の変形は、咀嚼筋の発達による顎運動の変化に対応し、脱臼の防止にも役立つ。

また、この動物では、涙腺、ハーダー腺の一部が、耳介の後方に位置し、また顔面神経の枝、顔面筋の一部が走行を変えて、側頭筋と咬筋の間を走る。これらは、咀嚼筋の発達のために、やむを得ず位置を変化させたものとして解釈される。

まとめ

以上、咀嚼器系と感覚器との関連のうち、視覚系と聴覚系について、とくに機械的影響の排除という面から概説した。ジャコウネズミにおける咀嚼筋系の発達は、きわめて興味深い。まだデータが未発表であることも考慮して、それに由来すると考えられる特徴のみを簡単に要約した。

嗅覚系については触れる紙面の余裕がないが、これは鼻腔と口腔の分離という大問題を含んでおり、あらためて論じるべき問題と考えている。

注

（1）ハーダー腺は齧歯目などで眼窩内に見られる外分泌腺。涙腺と混同されることがあるが、分泌物は脂質。導管は内眼角に開く。瞬膜の内側である。総説　坂井建雄　日組録　一九八三。

あとがき

この本は哲学書房の中野幹隆氏のおかげで出来上がった。書いたものを集めたこの種の本は、私としては二冊目で、最初の本は筑摩書房から出していただいた。『ヒトの見方』という題である。

私があちこちに物を書き散らすようになった頃、初めて中野氏にお目にかかった。数年前のことである。最初のときも中野氏が名乗りを挙げられたが、筑摩が先約だったので、本はそちらから出していただくことになった。以来いささか気にはなっていたが、これでいくらか肩の荷が下りた。

中野氏は大変真面目な方で、初めてお会いしたときには、これはいずれ精神病院行きではないかとつい思った。しかし、その後何年もお交際合いさせていただいてみると、ヤブ医のとんだ診立て違いだった。もちろん真面目な方ではあるが、不健康な真面目さではない。なんとなく売れそうもない本を作る人という印象があって、つい私なども心やすくお交際合いしてしまう。『プレイボーイ』などという雑誌がある世の中に「哲学書房」というのがなんとも変である。中野氏の作る本なら、営業は無関係だという気がして気楽になってしまう。

むろん著者だって、出版社が損をするほど売れない本を書くについては、いささか気を遣う。ただし中野氏がじつはラツ腕の商売人だったとしても、それは私にわかるわけがない。

この本の中身は、ほとんどが雑誌に載せたものである。掲載誌は自分でもあきれるくらい多彩な範囲にわたる。たぶん原稿の依頼を断わらなかったから、こんな不始末になったのだと思う。でも、依頼してくださる方は、それなりに関心を持ってくださったわけだから、著者としては大いに感謝しなくてはならない。変則かもしれないが、お世話いただいた編集者の方々に、ここでお礼を申し上げておきたい。

内容自体はお読みいただくほかはないが、著者としてもいささかまとめにくい。現在の私の関心は脳にあり、それはこうした雑多な内容が、つまるところ脳に集約されると考えているからである。表題も中野氏がその辺を汲んで付けてくださったと思う。直接に脳を論じるかわりに、こうした間接的な方法をとるのが私のやり方だということが、この年齢になるとわかってくる。まだその成功、不成功を論じる時期ではないと本人は思っているのだが、もちろんもうダメかもしれない。それは読者諸賢のご判断にまかせるしかない。

一九八六年九月

養老孟司

解説　最後の解剖学者――「脳より大切なもの」を説く

布施英利

この本が出版されたのは一九八六年一〇月。その頃ぼくは二六歳で、養老先生の研究室に出入りしていた。いろんなシーンが思い出される。

養老先生は、いつでも本を読んでいた。ある日、大学のトイレで用を足していた。医学部本館の二階にあるトイレの窓からは、銀杏並木が見える。ぼくが景色を眺めてジャーっとやっていると、誰かが横に立つ。見ると養老先生だ。挨拶しようとして、止めた。片手に本を持って、小用をしている。その集中した姿に、話しかけてはまずい、と思った。殺気すら感じた。養老先生は、ぼくがいることも気づかなかったかのように、用が済むと、本を読みながらトイレを出て行った。

養老先生は、どこでも本を読む。赤門から医学部へ続く並木道でも、本を顔の前に掲げ、歩いていた。この本には、そんな先生の読書癖が告白されている。電車で読む。風呂でも読む。それは決して誇張ではない。恩師の入浴する姿を見たことはないが、すくなくともトイレでは立ったまま読んでいた。

いまや二宮金次郎は古い。そろそろ全国の小学校の庭には、トイレでも読書する養老先生の銅像を置くべき時代ではないか。ぼくはいま美術大学に勤めているので、知り合いの彫刻家も多い。全国の教育委員会の担当者の方、その節はご一報いただきたい。

当時の養老先生の思い出は、読書する姿だけではない。おそろしいまでに記憶力が良い人、そんな印象もあった。たとえば数日前に話したことを、細かい言い回しまですべて覚えている。「布施君が言った、あのときのあれは」（「あの」「あれ」には具体的な言葉がはいる）と、詳細に話す。よくぞ何でも覚えている！　そんな人、初めてだった。

しかし記憶力が良いだけなら、録音機能のついたビデオカメラと同じである。養老先生の驚くべきところは、発想も鋭い。ユーモアもある。つまり、ほんとうに頭が良い。

冗談も多かった。いまや先生の代名詞ともなった「バカ」だが、先生はその頃からこの言葉を愛していた。解剖学教室には、動物の骨も多い。そこで馬と鹿の骨を並べて、これがホントの馬鹿の骨だ、などと言って面白がっていた。

恩師から学んだことは多いが、この「馬鹿の骨」は応用がきく。ぼくは伊豆の山でイノシシ狩りをする。稀にだが、狩り仲間の罠に鹿がかかることがある。いっぽう馬刺しならスーパーに売っている。そこで二つの肉を入れたクーラーボックスを持って、鎌倉の先生のお宅に馳せ参じたい。「先生、とうとう馬鹿料理ができました！」と。これぞ教育の実践である。

ともあれ、改めて、この本を読むと、当時の先生の姿がいろいろ思い出される。そもそも、この本には既に「馬鹿の壁」という言葉が出ている。新書『バカの壁』には、『形を読む』（培風館）からとったとあるが、それ以前に出された本書に、すでに登場している言い回しである。どの本が初出かという詮索はともかく、「バカの壁」は、先生が著作活動を始めた頃からの、いわばライフワークでもあった。

養老孟司といえば「脳の人」である。この『脳の中の過程』という本のタイトルもそれを語っているし、初期の代表作は『唯脳論』である。NHKテレビ『脳と心』でキャスターをつとめたことも、そのイメージを補強している。しかし実際は、養老先生の考えは反＝脳である。『唯脳論』でも、タイトルに惑わされずに本文をしっかり読めば、そこに書かれたメッセージは「脳より大切なものがある」と書かれているのがわかる。その大切なものとは、身体とか自然である。

しかし、養老先生の本領は、やはり「脳」にあったと思う。『バカの壁』というタイトルが暗示しているのも、頭が良いとか悪いとか、ようするに脳をめぐっての話だ。おそらく養老先生の才能は、脳をめぐるあれこれを語るとき、いちばん言葉にリアリティや強さが出た。脳、バカ、そういうものを論じるのに、もっとも適したキャラクターをもって生まれた、ということなのかもしれない、と思う。そして、養老先生が「脳より大切なものがある」というメッセージを送ろうとしたのは、まさにそんな「自分」を乗り越えるチャレンジだったのかもしれない。

話は変わる。

先に、一九八六年、この本が出版された頃、ぼくは二六歳で、養老先生の研究室に出入りしていた、と書いた。当時ぼくは東京芸術大学の大学院生だったが、同時に東大医学部解剖学教室に特別研究生という身分で出入りしていた。いわば内地留学のようなもので、週に三日は芸大に、残りの三日は東大に通う日々だった。その頃、ぼくは養老先生と、解剖図の歴史をテーマにした共同研究をしていた。先生の指導法はこうである。たとえば都内に、古い医学書を集めた研究所がある。そこにぼくを連れていく。ライブラリーから大きな解剖書を一冊取り出す。一七世紀オランダで出版された『ビドロー解剖書』だ。ラテン語の解説文とともに、たくさんの美しい解剖図が載っている。こういう絵の研究が、ぼくたちのテーマだった。養老先生がその中の一ページを開く。内臓を取り去った解剖体が描かれている。

「ここにハエが止まっているだろう」

養老先生は、その解剖体の男の、足にかけられた布の部分をさす。たしかに、ハエが一匹、描かれている。

「どうして、ここにハエがいると思う。考えてみなさい」

それが養老先生の指導法だ。あとは、ぼくが答えを出すしかない。

「ともかく、毎日、毎日、この絵を見ていなさい。そうすれば、いつか何かが見えてくる。その何かをぼくに語りなさい」

こちらも真剣である。「何か」が見えたら、本になる。大学院生の自分にとって最初の著書である。そこで下宿にその本の複製を持っていき、毎日、眺める。絵に近づいたり離れたり、目を細くしたり開いたり。また、絵から離れていろいろ考える。ハエってなんだ？　絵ってなんだ？

そうしていくうちに、たしかに何かが見えてきた。そうやって養老先生とぼくの共著『解剖の時間』ができあがった。

『解剖の時間』は、共著ではあるが、まずはぼくが原稿を書くことから始めた。そこでテキストにしたのが、この『脳の中の過程』である。まずは養老先生の文体に合わせないといけない。しかも都合がいいことに、いくらこの本からアイデアをとっても盗作にはならない。なにしろ、養老先生との共著を書いているのだ。そうやって、ぼくはこの本を先生にして、恩師の考えや文体を、自分の血肉とする作業をした。もちろん、ぼくが書いた原稿では足りない。浅い。『解剖の時間』の次の作業は、養老先生による加筆推敲である。新しい章も書き足していただいた。そうやって完成した。

ぼくが養老先生から与えられたテーマは、解剖図の歴史だった。しかしそういう研究をしていると、解剖図の「図」を離れて、解剖学そのものの歴史に目がいくようになる。養老先生は解剖学者である。その恩師は中井準之助先生というが、当たり前だが解剖学者で、さらにその先には小川鼎三という解剖学者がいる。そうやって、解剖学の歴史は続いてきた。明治や江戸の日本だけではない。ヨーロッパでは、ルネサンスのレオナルド・ダ・ヴィンチや、一五四三年に『人体構造論』を著した解剖学者アンドレアス・ヴェサリウスまで歴史を遡ることができる。

解剖学は伝統のある学問である。しかしそれは、時代遅れの学問ということでもある。なにしろいまや電子顕微鏡で細胞を覗いたり、クローンだ、臓器移植だ、再生医学だ、という時代だ。そんな中で、メスとピンセットを手に、人体の解剖などしても、新しい発見などない。二〇世紀というのは、解剖学というジャンルが、ひとつの終焉を迎えた時代でもあった。養老先生も退官した今、東京大学には「解剖学教室」という名のセクションはない。

だから、ぼくは養老孟司先生を、最後の解剖学者とよびたい。

「終わり」というか、曲がり角は、養老先生自身の人生の中にもあった。ぼくが東大の解剖学教室に出入りする少し前、どうやら先生は別のスタイルの学者であったらしい。顕微鏡の前に坐り、手では死体や小動物を解剖し、あれこれ研究していた。ぼくが養老先生の所に行った頃、研究室の人はしばしば「養老先生は変わった」と呟いていた。たしかに、この『脳の中の過程』を書き始める数年前から、学術誌ではない雑誌に文章を書き、テレビで小説家と対談し、というような活動を猛烈にはじめた。そもそも、ぼくのような芸大からの大学院生を、医学部の研究室に迎えること自体、かなりなことである。その意味では、ぼくが知っているのは、「解剖学者以後」の養老先生でしかないのかもしれない。

しかし先生は、五〇代半ば過ぎまで、解剖学教室の教授を勤めていた。人生のほとんどである。いくら活動のスタイルが変わったといっても、解剖学者であることは骨の髄まで染み込んでいる。やはり、なにをしても解剖学者なのである。

解剖学の歴史のはじまりをレオナルド・ダ・ヴィンチあるいはヴェサリウスとしても、五〇〇年の時間が流れた。古代ギリシア、あるいはエジプトまでその起源を遡れば、とてつもない時間の流れである。そういう一つの学問の伝統が、いったい、どんな終わり方をするのか。

解剖学とは、自然科学である。だから客観的な真理が探究される。しかし研究室で、ふと、解剖する手を止めて、「解剖とは何か?」「死体とは何か?」「ヒトとは何か?」を考えることがある。ふつう、自然科学では、そういうことは問わない。目の前のデータを整理するだけで手一杯だからだ。しかし、解剖をしていれば、誰でもふとそんなことを考える瞬間がある。だが、これまではそういうことは邪念だということで切り捨てられてきた。科学者には、他にすることがあったのだ。

しかし、「最後の解剖学者」がやったのは、そこで敢えて手を止めてみることである。「解剖とは何か?」「死体とは何か?」「ヒトとは何か?」そう考えることは、これも解剖学なのではないか。

解剖学には、しっかりした内容の教科書がある。もう完成している。それが解剖学そのものなのかもしれない。しかし、じっさいの解剖をしていると、いまでも教科書には載っていないものがいろいろ見えてくる。手触り、匂い、思念。解剖とはそういう五感や知性につつまれてやる作業である。だが学問が整理され、完成していくなかで、多くの感触が切り捨てられていった。雑念が追い払われていった。それらは「解剖学以前」、つまり学問以下のことだと考えられたのだ。

しかし「最後の解剖学者」は、完成した体系を前に、それに押しつぶされまいと、再び自分で考えることを始める。解剖学以前に戻る。ある意味、時代遅れの思考である。だがそのとき、陸上のトラック・レースで最後尾を走っていたはずのランナーが、一周遅れで突如トップの位置に立つように、脚光を浴びる。最後であるがゆえに、最初になる。それが養老孟司先生の成功の図式なのだろう。

解剖学は、その歴史の終わりに、大きく花開いた。古いものは、新しい。

そんな解剖学の凄みが、この本にはちりばめられている。

（東京藝術大学教授）

学術文庫版への解説　自然・生命・人間をより面白く
――解剖学者・養老孟司の視点

中村桂子

本書が哲学書房から出版されたのが一九八六年。この短い文を書いただけで当時の学問の様子と本書のような内容を持つ書籍がいくつか浮かんでくる。基礎医学・生物学などの専門家が科学的事実を述べるだけでなく、そこから見えてくる人間の姿、更には社会について語り始めたのである。

一九七〇年代に開発された組換えDNA技術により、大腸菌などの単細胞生物を用いて生命現象の基本的メカニズムを解明してきた分子生物学が、多細胞生物を扱えるようになった。それは、人間を具体的な研究対象として意識できるようになったということであり、生命科学研究は活気づいていた。DNAやタンパク質などというミクロで非日常的な分子を通しての研究が、免疫やがんなどの日常とつながり始め、更には脳をも意識し始めていたのである。あれから四〇年近く経った今、盛んに行われた研究活動によって、生命現象に関するデータは当時とは比べようもなく大量に存在する。学問は進んだと言うべきなのだろう。でも私の実感としては、扉が開かれ、本質が少しずつ見え始めたあの時代に感じた「生きているということを考えるのはなんと面白いことなのだろう」という高揚感は、今はもうないのである。詳細なデータがなかったからこそ、誰が何をどのように面白がるかということがはっきり見えていたのだ。

そこで脳に注目したのが養老さん（同年代で同じ時代の波にもまれた仲間として、「さん」とすることをお許しいただきたい）だ。ところで、養老さんが語る脳は、いわゆるニューロンやグリア細胞のはたらきを調べ、学習とは何かを知り、意識が生まれるメカニズムを知ろうという脳研究者が見ている脳とは違う。解剖学の専門家として日々対象にしてきた、人間の身体の中での脳という臓器である。「脳出し」という解剖学特有の用語で説明される行為によって、目の前に置かれた脳が他の臓器とは異なる意味を持って見えてきただろうことは、当事者でない私にも分かる気がする。脳という臓器をじっと眺めていると、それを通して人間を巡る雑多な問いが浮かび上がり、今まさにさまざまな学問が浮かび上がらせている自然・生命・人間に関する課題が面白く見えてくるというわけだ。解剖学者であるからこその視点である。

近年の発言で分かるように、養老さんにとって大事なのは脳を抱え込む自然や身体という実態なのだが、脳という言葉に敏感に反応した読者は脳科学者が分析する脳をイメージして、そこに養老さんを結びつけて捉えていたところがある。その後『唯脳論』を著したこともあって、この受け止め方は更に強くなってしまった。当時に比べて脳科学研究が格段に進んだと言ってよい今、本書を読み直すと、解剖学者養老孟司ならではの見方がより明確に見えて興味深い。自然の中で暮らすヒトという生きものの一つである人間の身体性に注目することの重要性は、本書が書かれた時以上に高まっているのである。

解剖学者であると共に昆虫少年がそのまま大人になった養老孟司も忘れてはならない。小さく多様なムシたちを自然の中に見つけ、顕微鏡で眺めることを楽しむ日常では、眼が活躍する。眼は、生物学的には脳の一部であり、とくに人間は視覚の動物と呼ばれるほど眼は重要だ。眼を通して入った情報は、私たちの思考のための素材となり、それはとくに私たち人間に特有の想像力を刺激する。想像力を持つのは地球上に存在する生きものの中で人間だけであり、人間の生き方の特徴は想像力の豊かさに委ねられていると言ってもよい。

養老さんは本書で、眼を用いた見る技術と見るための技術（テクノロジー）との違いに注目し、独自の切り口で語る。見る技術では想像力が優先されるので、行き先が見えないというのだ。だから学問や芸には暗さがある。これに対して見るための新技術が開発されている時代は、これまで見えなかったものを実際に見た方が勝ちであり、何かが分かったような気がしてなんとなく明るい気持ちになる。もっともこの明るさが落とし穴だと養老さんは指摘する。ここに書かれた学問の暗さとテクノロジーの明るさは、まさに現代の大きな問題であることは今では誰もが分かってきた。ここで養老さんは、「見る技術」と「見るための技術」という課題への答えを求めてやるべきことは「眼を創ることだ」と言うのだ。この辺に養老さんならではの独自性がある。

そこで何が起き、何が分かるかについては「眼を創る」という項で詳細に示される。そして最後に「個人の好みから言えば、私は、『人間以上』を考えるのを好む。（中略）それに一切をあずける。それが、私の考える解決である」と書く。「ヒトは昔から神を創ってきた。それが現実に転化したからといって、いまさら、ビックリしてもはじまらない。科学技術は、これまでにも、想像上の存在を、なんとか現実化してきたではないか」。

この潔さが養老さんの人気の秘密だろう。同じ生きものを見てきた私には、これを言う自信はない。科学技術とそれをつくり出してきた人間の歴史に対してさまざまな疑問符をつけ、答えは自然の中にしかないと考えているし、人間以上などと言う勇気はない。

もっとも養老さんのもう一つの口癖は、「自然が一番」である。自分のことは自分の体（という自然）に聞くのが一番だというわけである。解剖学と昆虫採集という眼を通して見た自然そのものへの、人一倍大きい信頼があるからこその「人間以上」なのだろう。この時から三〇年以上経った今、同じように考えているかどうか。ちょっと聞いてみたい気がする。それはどうあれ、このようにきっぱり割り切って考えることは大切であり、養老さんの魅力はそこにある。正しいか正しくないかという話ではないのだ。

医学を専門とする養老さんは、世間では科学の世界に身を置いているとされる。本来医学は科学ではないはずだが、現代医学は科学なしにはあり得ない。ここで養老さんは「科学では、物を虚心に見る、ということはあまりない。むしろ、〝経験〟、〝偏見〟ないし〝理論〟に基づいて見る」という。これが科学が本質的に持っている性質であると分かっていれば、正しいか正しくないかではなく話を進めることができる。正しさにこだわっていると面白さに欠ける。そもそも正しいことなどあるのかどうか。

ここに更に誤解という問題が加わる。養老さんは「世の中には、誤解がつきもの」と思い、面倒な誤解にはなるべく口を出さない方がよいと決め込む。そう思ってこれまでの学問の流れを見ていると、そこには誤解がたくさんあり、そこから創造的な考えが生まれていることが少なくないことに気づくのだ。「正解の科学史は楽天的な歴史であり、読んで安心な歴史である。後世は常にそこに現代の正統性を読みとる。しかし、誤解の歴史が、ほんとうは人間の歴史だろうと私は思う。われわれもまた、それ以上の誤解を平気でおかしているに違いないのである。『知らぬが仏』とは有難いことである」。

確かにそうだ。とくに生きものは、進化によって多様化したものであり、誤解を招くような事象だらけなので、真剣に見れば見るほど違って見えてくることが少なくない。それを楽しむのが生きもの研究なのかもしれない。科学は真理の探究であるとされるが、その時手にできる技術によって明らかにできたことを示すのが科学なのだ。ニュートン力学は科学史上最大と言ってよい成果だが、今ではミクロの世界は、それとは全く性質の異なる量子力学で語られる。だからといってニュートンの価値が下がるわけではない。

ここまでにとりあげたのは、主として「II　解剖」という部に書かれた文である。解剖が養老さんの原点だと思うのでそこに注目したのである。他の項も、基本はこの考え方で書かれている。物事をちょっと斜めに見るひねくれ者の言葉が並んでいるように見えるかもしれないが、自然や社会を率直に見て考えると、このようになるのではないだろうか。私も同じ生き方をしているし、こうでなければ本質は見えてこないと思っている。

そのような本書を出版した哲学書房の中野幹隆さん（あとがきに、中野さんのおかげでできた本だとある）が、その後、同世代で少し違う切り口から同じものを見ている三人、養老さん（脳）、多田富雄さん（免疫）、私（ゲノム）が話し合う場を作って下さったことを思い出す（『私はなぜ存在するのか　脳・免疫・ゲノム』）。最初に書いたが、今、当時出された本を読み返すと、「佳き時代」という言葉が浮かんでくる。

自然・生命・人間という誰もが関心を持ち、日常と関わり合い、生きることの基本を支える課題をゆとりを持ちながら語り合う楽しさこそ豊かさであると思うのだが、その雰囲気は科学を取り巻く社会から残念ながら消えつつある。

語られる一つは、いかにお金儲けにつながることができるかということであり、これは研究社会の品と質を落とし続けている（経済は重要であり、役に立つ科学技術は必要であることは認めるが、今のやり方をよしとはできない）。もう一つは、人文・社会科学の復権である。これも重要なことだが、二一世紀の今、それを行うには、本書にあるような科学の実態を素直に見るというところから始めることが必要になっているのではないだろうか。

科学者の書く一般書は増えているが、ゆとりと楽しさは消えているような気がするので、本書が再び読まれて、あまり役に立ちそうもないおしゃべりのタネになるのはいいことだろうと思うのである。

（JT生命誌研究館名誉館長）

KODANSHA

本書の原本は、一九八六年に哲学書房より刊行されました。
学術文庫版の底本は、二〇〇四年の哲学文庫版です。

養老孟司（ようろう　たけし）

1937年，鎌倉生まれ。解剖学者。東京大学名誉教授。『からだの見方』でサントリー学芸賞受賞，『バカの壁』で毎日出版文化賞特別賞を受賞。その他の著書に『形を読む』，『唯脳論』，『遺言。』，『神は詳細に宿る』など多数。

講談社学術文庫

定価はカバーに表示してあります。

脳《のう》の中《なか》の過程《かてい》

解剖《かいぼう》の眼《め》

養老孟司《ようろうたけし》

2023年８月８日　第１刷発行

発行者　髙橋明男

発行所　株式会社講談社

東京都文京区音羽2-12-21 〒112-8001

電話　編集（03）5395-3512

販売（03）5395-4415

業務（03）5395-3615

装　幀　蟹江征治

印　刷　株式会社ＫＰＳプロダクツ

製　本　株式会社国宝社

本文データ制作　講談社デジタル製作

ISBN978-4-06-532927-6

「講談社学術文庫」の刊行に当たって

これは、学術をポケットに入れることをモットーとして生まれた文庫である。学術は少年の心を養い、成年の心を満たす。その学術がポケットにはいる形で、万人のものになることは、生涯教育をうたう現代の理想である。

こうした考え方は、学術を巨大な城のように見る世間の常識に反するかもしれない。また、一部の人たちからは、学術の権威をおとすものと非難されるかもしれない。しかし、それはいずれも学術の新しい在り方を解しないものといわざるをえない。

学術は、まず魔術への挑戦から始まった。やがて、いわゆる常識をつぎつぎに改めていった。学術の権威は、幾百年、幾千年にわたる、苦しい戦いの成果である。こうしてきずきあげられた城が、一見して近づきがたいものにうつるのは、そのためである。しかし、学術の権威を、その形の上だけで判断してはならない。その生成のあとをかえりみれば、その根は常に人々の生活の中にあった。学術が大きな力たりうるのはそのためであって、生活をはなれた学術は、どこにもない。

開かれた社会といわれる現代にとって、これはまったく自明である。生活と学術との間に、もし距離があるとすれば、何をおいてもこれを埋めねばならない。もしこの距離が形の上の迷信からきているとすれば、その迷信をうち破らねばならぬ。

学術文庫は、内外の迷信を打破し、学術のために新しい天地をひらく意図をもって生まれた。文庫という小さい形と、学術という壮大な城とが、完全に両立するためには、なおいくらかの時を必要とするであろう。しかし、学術をポケットにした社会が、人間の生活にとってより豊かな社会であることは、たしかである。そうした社会の実現のために、文庫の世界に新しいジャンルを加えることができれば幸いである。

一九七六年六月

野間省一